Dre Johanne Blais
et France Castel

Être femme à
60 ans

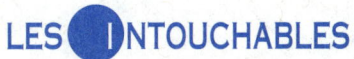

Les Éditions des Intouchables bénéficient du soutien financier de la SODEC et du Programme de crédits d'impôt du gouvernement du Québec.

Nous remercions le Conseil des Arts du Canada de l'aide accordée à notre programme de publication.

Nous reconnaissons l'aide financière du gouvernement du Canada par l'entremise du Programme d'aide au développement de l'industrie de l'édition (PADIÉ) pour nos activités d'édition.

LES ÉDITIONS DES INTOUCHABLES
4701, rue Saint-Denis
Montréal, Québec
H2J 2L5
Téléphone : 514-526-0770
Télécopieur : 514-529-7780
www.lesintouchables.com

DISTRIBUTION : PROLOGUE
1650, boulevard Lionel-Bertrand
Boisbriand, Québec
J7H 1N7
Téléphone : 450-434-0306
Télécopieur : 450-434-2627

Impression : Transcontinental
Conception de la couverture : Geneviève Nadeau
Infographie : Geneviève Nadeau, Andréa Fortin, Roxane Vaillant
Révision, correction : Annie Talbot, Élyse-Andrée Héroux, Catherine Vaudry
Photographies de la couverture : Karine Patry
Illustrations : Pierre Dupras

Dépôt légal : 2007
Bibliothèque et Archives nationales du Québec
Bibliothèque nationale du Canada

© Les Éditions des Intouchables, Johanne Blais et Les productions Circulaire inc., 2007
Tous droits réservés pour tous pays

ISBN : 978-2-89549-296-2

Remerciements

Je désire remercier les personnes suivantes qui ont été extraordinaires et qui, par leur soutien et leur aide, m'ont permis de réaliser ce rêve!

Michel Brûlé, Ingrid Remazeilles et toute l'équipe des Intouchables qui ont cru en moi et qui m'ont apporté leur expérience dans la rédaction de ce livre. Merci Ingrid de m'avoir suivie de près afin que je respecte les échéances! Tu es une pro!

D^{res} Sylvie Dodin (MD) et Claudine Blanchet (PhD). Merci mes amies pour votre soutien constant de même que pour avoir accepté de réviser plusieurs des chapitres de ce livre, malgré votre horaire chargé. Merci d'être là!

Mes amies et mes patientes. Vous avez été une source d'inspiration pour mettre en écriture ce que vous avez accepté de partager avec moi tout au long de ma pratique.

Alain. Tu es un homme extraordinaire. Ton humour et ta sagesse m'ont inspirée. Merci d'avoir été aussi encourageant et patient afin que je réalise ce grand défi. Je t'aime!

En terminant, je voudrais dire un merci très spécial à quelqu'un qui m'a fait beaucoup cheminer et qui est devenue une belle amie: merci beaucoup, France!

Ce fut extraordinaire!

Mot de Johanne

Chaque âge a ses plaisirs.
Proverbe français

Tant de choses ont été écrites sur la santé des femmes ! Alors, pourquoi un livre de plus ?

Probablement parce que je n'ai pas encore pu m'imaginer moi-même à 60 ans, me retrouvant dans un de ces bouquins où on nous parle du bonheur de vieillir, de la sagesse que l'on acquiert, et enfin de la sérénité qui nous habite. Je ne peux d'ailleurs pas davantage m'imaginer dans un autre de ces bouquins où l'on ne parle que de recettes miracles pour éviter le vieillissement, prolonger la vie, rajeunir le plus possible, alors que l'on sait très bien que la seule chose juste sur la terre, c'est que tout le monde, sans exception, vieillit et meurt ! Comme le dit si bien la chanson de Petula Clark : « Tout le monde veut aller au ciel mais personne ne veut mourir ! ».

J'ai envie de parler ouvertement de ces âges que l'on traverse, de ce qui nous est suggéré pour demeurer en bonne santé le plus longtemps possible tout en sachant que nous ne pouvons tout contrôler dans nos vies (même si, par moments, nous aimerions bien pouvoir le faire).

Vous trouverez dans ces pages non pas des formules anti-âge pour traverser la soixantaine en ayant l'air d'avoir 40 ans, mais plutôt des informations expliquant les nombreux changements auxquels il faut faire face, que nous le voulions ou non, des moyens pour vivre le plus longtemps possible en bonne santé, le tout agrémenté de commentaires et de conseils minutieux sur le ton humoristique d'une femme extraordinaire qui a la soixantaine heureuse : j'ai nommé Mme France Castel. Merci beaucoup, France !

France et moi avons pensé qu'il serait intéressant qu'un espace vous soit réservé à vous, lectrice, après chaque chapitre, pour que vous puissiez y noter les choses que vous aurez jugées importantes ainsi que vos propres commentaires ou réflexions. Les pages intitulées *Notes personnelles* vous sont donc dédiées.

De plus, à la toute fin du livre, un lexique vous aidera à comprendre les termes médicaux plus techniques utilisés tout au long des chapitres.

Bonne lecture et bonne santé !

Mot de France

On me demande souvent comment il se fait que j'ai l'air si bien, si heureuse, si en santé, ce qui est pour la plupart du temps vrai. Je me souviens de ce que mon médecin de famille m'a dit quand j'ai eu 50 ans et que j'ai commencé à avoir des petits bobos. Il m'a dit : « France, ce que tu as eu gratuitement, de par ton code génétique, si tu veux le conserver, il faut faire des efforts. » Je n'ai jamais oublié cela !

Moi, j'ai eu une bonne génétique, une bonne santé mentale et physique, malgré tous mes excès. J'ai compris que rendue à 50 ans, je devais faire quelques efforts. Que ça ne peut plus être gratuit et que ma banque diminue chaque année.

Pourquoi m'embarquer dans l'aventure de ce livre ?

Parce que je trouve important d'avoir accès à de bons livres. À 60 ans, il faut se prendre en mains. On n'a pas le choix ! Au moindre petit malaise, au moindre petit signe de changement de notre corps, de notre esprit, de nos os, si on passe notre temps à vouloir aller voir un médecin pour s'assurer qu'on n'a rien… on perd un temps précieux !

Alors que c'est un processus très naturel de vieillir, on doit pouvoir s'occuper de notre santé et avoir accès à des informations nous permettant de répondre à nos questions bien légitimes. Je me suis dit qu'avec les conseils de Johanne, qui sait tant de choses à propos du vieillissement, on pourrait faire un excellent duo !

On veut faire profiter toutes les femmes concernées de ces informations utiles qui leur offrent la possibilité de prendre leur santé en mains. Ainsi, que les femmes de 60 ans n'aient plus peur de regarder la réalité en face, qu'elles puissent vivre cette période de la soixantaine le mieux possible avec le plus d'acceptation et de sérénité possible !

Ce livre est, pour moi, comme une amie qui nous guide, qui nous accompagne dans ce processus. Une amie qui me permet de me rassurer, d'éviter de paniquer parce que je vois un peu moins clair, que j'ai de petites douleurs de temps en temps et que je me pose plus de questions. Finalement, c'est une belle ressource pour m'aider à vieillir en santé dans ma tête et, le plus longtemps possible, dans mon corps. Et on peut aider le processus en restant jeune dans notre tête et dans notre corps.

Chapitre 1

Être une femme dans la soixantaine en 2007 : horreur ou enchantement ? À vous de choisir !

Les rides devraient simplement être l'empreinte des sourires.
MARK TWAIN, *En suivant l'Équateur*

LES CAS DE FRANCINE ET LUCIE

J'avais envie, avant tout, de vous présenter deux de mes amies qui ont franchi le cap de la soixantaine : Francine et Lucie. (Évidemment, toute ressemblance avec une personne de votre entourage n'est que fortuite. Toutefois, en lisant ces lignes, demandez-vous à laquelle des deux vous ressemblez... À moins que vous ne vous situiez entre les deux ?)

Francine vient d'avoir 60 ans. Le tournant de la cinquantaine lui avait rendu la vie difficile... la voilà 10 ans plus tard !

Retraitée depuis trois ans, elle se sent parfois bien inutile, mais se dit que, de toute façon, elle a beaucoup moins d'énergie qu'avant ! Elle tente de se garder en forme, mais elle n'a jamais vraiment aimé le sport. Elle s'adonne quelquefois à la marche, mais seulement s'il y a une destination ! Elle a pris environ 7 kilos (15 livres) depuis les 10 dernières années, 7 kilos vraiment placés au mauvais endroit ; elle se dit que c'est à cause de sa « maudite ménopause ».

Lorsque nous discutons, elle se plaint de sa peau qui flétrit, des rides qui se creusent

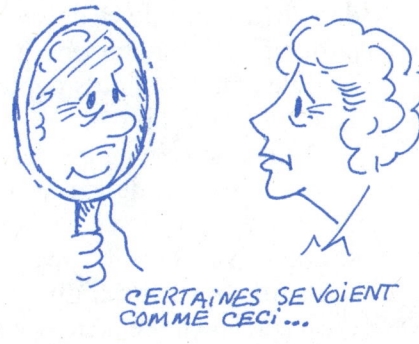

CERTAINES SE VOIENT COMME CECI...

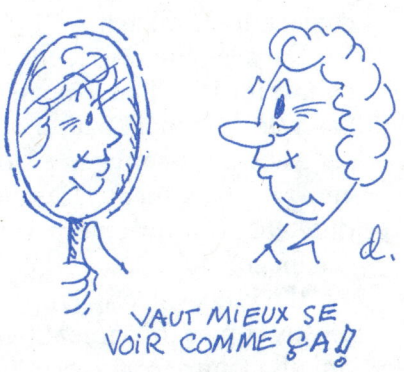

VAUT MIEUX SE VOIR COMME ÇA !

de plus en plus, des espèces de taches framboise qui apparaissent partout, notamment sur certaines parties visibles comme le thorax ou le dos. Et ne lui parlez pas de ses seins, elle vous dira que l'attraction terrestre semble s'être multipliée par 100 depuis 10 ans, car tout tombe vers le bas malgré les soutiens-gorge, doublés de gros cerceaux, qu'elle porte pour maintenir ses seins.

Elle a plutôt tendance à porter des vêtements qui montent jusqu'au cou et qui cachent sa poitrine. Si elle le pouvait, elle ferait la même chose avec ses mains qu'elle trouve beaucoup trop ridées.

Seul élément positif, affirme-t-elle (hum! hum!) : sa libido a aussi pris la fuite, et elle vous confiera que c'est aussi bien ainsi, car elle ne se trouve pas très désirable. Tant pis pour Gérard qui, lui, ne semble pas encore aux prises avec les aléas de l'andropause.

Mon amie Lucie, quant à elle, a 63 ans, et elle semble branchée sur du 220 V! Elle a toujours des millions de projets. Il lui arrive de ressentir de temps en temps de la fatigue ou un manque d'énergie, mais elle préfère être fatiguée tout en continuant à vivre ses passions. Croyez-moi, il faut le faire : Lucie a décidé d'ouvrir un « couette et café » à 61 ans. Pourquoi pas? Cela lui permet de voir du monde et de se garder jeune! En outre, elle fait de la marche, du jardinage, de la natation, du vélo et adore cuisiner.

Elle a pris du poids depuis 10 ans, mais se dit que cela en fait plus à aimer. Elle se trouve belle!

Bien que célibataire depuis quelques années, elle aime être entourée et a trouvé le moyen de garder une vie sociale active. Elle ne détesterait pas avoir un nouvel amoureux, mais ne pas avoir de compagnon ne l'empêche pas de se sentir énergique et capable de profiter de ce que la vie lui apporte. Elle aime se mettre en valeur et, malgré une peau qu'elle trouve plus ridée et plus sèche qu'avant, elle ne se gêne pas pour porter des vêtements un peu décolletés pour mettre en valeur ses seins, qu'elle a toujours aimés.

Comme vous le constatez, il y a autant de façons différentes de voir la soixantaine que de femmes dans ce groupe d'âge. À vous de choisir ce qui vous conviendra le mieux.

Dans le livre précédent concernant les femmes de 50 à 60 ans, nous avons abordé tous les changements physiques et psychologiques qui se produisent avec l'arrivée de la ménopause.

Mais nous sommes en droit de nous demander si, à 61 ans, tout change encore radicalement... Je vous répondrai : pas tant que cela, mais il y a de petites différences au fur et à mesure que nous avançons en âge! Personne ne peut y échapper!

Il n'y a pas si longtemps encore, on considérait comme âgées les femmes de 65 ans et plus. Imaginez! On reçoit, à 65 ans, notre « pension de vieillesse ». Et qui disait autrefois « retraite » pensait « retrait de la vie active ».

Or, c'est très différent aujourd'hui, et c'est tant mieux. Voilà qui est rassurant. En 2007, avoir entre 60 et 70 ans, c'est loin d'être vieux, surtout si nous avons su nous garder en bonne santé. Bien sûr, on note une diminution de notre énergie, ou encore une fatigue qui se fait sentir plus souvent, mais rappelons-nous que le poids du vieillissement se fait surtout sentir après 75 ans environ.

Ce qu'en pense France

1. As-tu vécu des changements particuliers (physiques ou psychologiques) lorsque tu as mis le pied dans la soixantaine ?

Mes doigts commencent à « crochir » un peu ! Mais psychologiquement, je vais mieux ! On dirait que mon taux hormonal s'est stabilisé. Ah ! oui ! J'ai remarqué que mes muscles fondent. (Oui ! Oui ! Ils fondent ! HA ! HA !) Et pourtant, j'essaie de marcher et de monter des escaliers le plus souvent possible !

2. Vois-tu des avantages à avoir 60 ans ?

Je suis mieux dans ma tête. Étant mieux dans ma tête, je suis mieux dans mon corps.

Ce qui compte, c'est le sentiment d'acceptation : acceptation de la cinquantaine puis de la soixantaine. Il faut accepter le cumul des années. Cela va nous servir ! Je panique beaucoup moins.

3. Quel est le pire inconvénient selon toi ?

Je dors moins ! Je dors peut-être 5 heures par nuit. J'ai plus de difficulté à dormir. J'ai besoin de moins d'heures de sommeil et je ne sais pas quoi faire quand je ne dors pas ! Et je préfère ne pas prendre de médicaments pour l'instant !

Par ailleurs, on a beaucoup moins d'années à vivre. C'est tout un danger que de ne penser qu'à notre fin. Imaginez, si je pense tout le temps qu'à un moment donné, je ne pourrai plus m'occuper de moi…

4. Comment expliques-tu que certaines femmes décident de faire comme Lucie et d'autres comme Francine ?

Cela dépend vraiment du travail intérieur que l'on fait comme femme. C'est vraiment une prise de conscience. C'est un choix. Il faut se regarder. Il faut se donner un coup de main à soi-même.

Certaines femmes n'acceptent pas de vieillir. Et le phénomène qu'est l'avancement en âge peut se déclencher à n'importe quel âge et d'une façon négative qu'elles ne connaissaient pas nécessairement. Elles sont confrontées à des choses auxquelles elles n'auraient jamais pensé. Certaines femmes peuvent être ainsi négatives toute leur vie si elles n'acceptent pas de vieillir à chaque décennie. La vie peut être longue! On a le choix de pleurer sur notre sort ou de se dire: on fonce et on regarde vers l'avant! Il faut prendre des décisions ou redessiner certaines choses.

Certaines femmes très positives peuvent aussi mal vivre la soixantaine parce qu'elles se font surprendre!

5. Qu'est-ce qui a fait que tu as choisi d'être ce que tu es: une des femmes les plus énergiques que je connaisse et qui dégage une aussi belle sérénité?

À un moment donné, je me suis dit:

J'ai traversé toutes sortes de choses, j'ai frôlé la mort, je me suis retrouvée dans des situations impossibles, mais malgré tout cela, je suis restée en vie!

Si je suis restée en vie, si malgré tout cela, j'ai une santé physique, mentale et spirituelle très riche, j'ai quelque chose à faire! Je vais donc accepter tous ces passages, je vais arrêter de me culpabiliser, de me reprocher ceci ou cela, et je vais essayer de rayonner pour moi et pour les autres, une espèce de joie de vivre, de cadeau. La vie est bien plus grande que nos affaires… Ce fut mon choix! Comme remercier en quelque sorte le ciel de toute l'abondance que j'ai eue malgré ce que j'aurais pu perdre.

Cela demande moins d'énergie que de se sentir coupable. Ce n'est pas juste une question d'énergie, c'est comme lâcher prise. Bien souvent, notre corps nous le dit. On est plus en accord avec nous-mêmes, on se sent plus en santé, on retrouve une joie de vivre et on ressent de la reconnaissance.

Je te dirais que cette décision, ce n'est pas notre entourage qui la prend pour nous. C'est nous qui choisissons les moyens pour nous aider. Je suis allée chercher de l'aide quand j'en ai eu besoin, mais la décision est venue de moi.

C'est le bon moment pour méditer, pour faire autre chose, changer sa façon de penser.

6. Être dans la soixantaine signifie se rapprocher de 70 ans. Tu en penses quoi?

C'est sûr que cela passe dans mon esprit, mais j'essaie de chasser cela. Car si je vais dans cette direction, je ne vivrai pas ma soixantaine, alors que je viens de l'accepter profondément. Je le sais, je suis très consciente que je m'approche lentement mais sûrement de 70 ans, donc éventuellement de la mort. Mais si je m'attarde sur ces pensées, si je leur laisse trop de pouvoir, je ne pourrai pas jouir de ma soixantaine, et je dirais que depuis un an, ça va bien, je suis contente, je suis dans l'acceptation et il faut voir cela comme ça. Ce sont des pensées qui peuvent être négatives. On ne sait même pas si on va vivre jusque-là. Rien ne sert de se projeter trop loin. Profitons donc du moment présent!

Notes personnelles

Chapitre 2
Oui, notre corps change… encore !

De dos, les femmes vieillissent lentement.
PIERRE HEBEY, *Deux amis de toujours*

TESTEZ VOS CONNAISSANCES

1. Notre masse musculaire (nos muscles) diminue d'environ 35 % entre 21 et 70 ans.
A- Vrai
B- Faux

2. La masse du cerveau diminue de 10 à 20 % entre 21 et 90 ans.
A- Vrai
B- Faux

3. Les périodes de sommeil léger sont plus fréquentes à partir de 60 ans.
A- Vrai
B- Faux

4. Avec l'âge, on perd le goût du sucré, mais celui du salé demeure.
A- Vrai
B- Faux

5. L'activité sexuelle cesse après 65 ans.
A- Vrai
B- Faux

Les réponses se trouvent à la fin de ce chapitre.

Je ne vous apprends rien avec ce titre, n'est-ce pas ? Vous seriez d'ailleurs en droit de rétorquer : « Ce n'est pas parce que vous êtes docteure que vous allez m'en apprendre sur les changements de mon corps. Je les vois bien!» Et vous auriez raison!

Examinons donc ensemble le pourquoi de ces changements, et ce qui peut être fait et vaut la peine d'être entrepris pour les vivre le mieux possible, en comparaison de la multitude de moyens soi-disant magiques qui vous coûtent beaucoup trop cher et ne vous apportent rien!

Ah! Ah! Je vous vois jeter un coup d'œil à la fin du chapitre! C'est bien normal! Vous voulez vérifier votre niveau de connaissances. Cependant, même si toutes vos réponses sont justes, prenez le temps de lire ce qui suit!

À quoi devez-vous vous attendre que vous n'avez pas vécu dans la cinquantaine?

Regardons les modifications que nous qualifierons de physiologiques.

LE CHANGEMENT DE SILHOUETTE

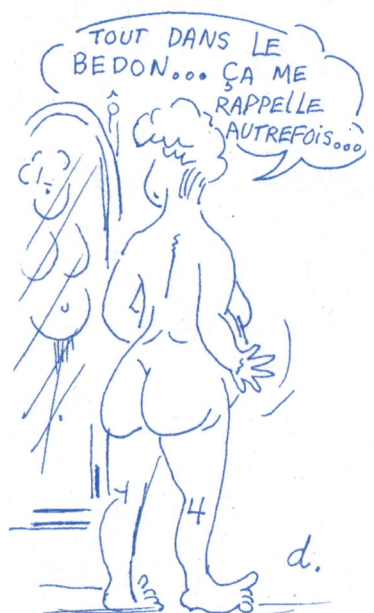

Peut-être l'avez-vous remarqué dans votre entourage: plusieurs femmes de plus de 60 ans commencent à avoir une posture un peu voûtée.

Cela est dû à l'écrasement des vertèbres (voir chapitre 5). L'ostéoporose peut provoquer ce que l'on appelle des fractures de fragilisation aux vertèbres dorsales et lombaires, lesquelles occasionnent des écrasements vertébraux, de sorte que vous diminuez de taille et que vous avez tendance à vous courber. Aussi, si vous ne prenez pas d'hormones, on vous conseillera d'inclure du calcium et de la vitamine D en plus grande quantité dans votre alimentation, ou encore de consommer ces nutriments sous forme de comprimés. Vous savez, dès la mi-trentaine, vous commencez à perdre de la masse osseuse. C'est pourquoi la prévention est importante!

LA PRISE DE POIDS[1, 2, 3]

Autant vous risquez de prendre de 4 à 5 kilos (9 à 12 livres) durant les années de périménopause et de ménopause, autant, en post-ménopause, vous pouvez perdre de 1 à 2 kilos (2 à 5 livres). Non pas à cause d'une perte de masse grasse, mais à cause de la diminution de la masse musculaire.

Eh oui, votre masse musculaire (vos muscles) diminue d'environ 35 % entre 21 et 70 ans.

Votre masse grasse, c'est-à-dire votre proportion de cellules adipeuses, augmente, tandis que votre masse osseuse diminue vu la carence en œstrogènes. Ainsi, si vous devenez inactive après la ménopause, vous perdrez environ 1 kilo (2 livres) de muscle par année. Bref, si vous ne faites aucun exercice musculaire, vos pauvres muscles laissent place à la graisse qui s'amasse partout où elle le peut! La graisse aura tendance à s'accumuler de plus en plus à l'abdomen, et on sait maintenant que c'est à cet endroit que la graisse entraîne le plus de risques de développer une maladie cardiovasculaire (obésité abdominale).

Combien de femmes me disent que la ménopause est pour elles synonyme de graisse autour des hanches et des fesses! Or, cette graisse, bien que peu souhaitable, a tout de même son utilité. En effet, puisque avec la ménopause vient aussi l'ostéoporose – ce qui implique des risques accrus de fracture de la hanche –, on retrouve autour du bassin plus de tissus adipeux qui agissent comme protecteurs de nos os! De plus, les femmes qui ont plus de tissu graisseux font moins de fractures que les femmes plus minces, car leur perte osseuse est moins grande[3]! La nature est quand même bien faite!

C'est donc dire que vous prenez du poids parce que votre métabolisme de base[4, 5] ralentit avec l'âge et avec la perte de masse musculaire. Mais qu'est-ce qu'on entend par « métabolisme de base »?

Le métabolisme de base représente l'énergie que vous dépensez au repos pour maintenir vos fonctions vitales, soit la température du corps, le rythme cardiaque, le fonctionnement du cerveau, des poumons, du cœur, etc. Autrement dit, ce sont les calories que vous dépensez pour vivre quand vous vous trouvez au repos complet.

Le principal facteur d'activité du métabolisme de base est la proportion de masse musculaire dans votre corps[4, 5]. Plus vous avez une bonne masse musculaire, plus le cœur et les poumons doivent s'activer, entraînant une augmentation des calories brûlées. En prenant de l'âge, ce nombre de calories dépensées diminue parce que vous perdez de la masse musculaire. Vous comprendrez qu'il est extrêmement important de demeurer active pour freiner la perte de masse musculaire et ainsi stimuler votre métabolisme. En général, les femmes modérément actives brûlent entre 1700 et 2000 calories par jour; les hommes, entre 1900 et 2200. J'expliquerai au chapitre 6 ce que l'on entend par « activité physique modérée ».

Ce métabolisme varie d'une personne à l'autre. Les hommes ont un métabolisme de base plus élevé que celui des femmes, car leur masse musculaire est plus importante. Comble de tout, notre perte de masse osseuse entraîne aussi un ralentissement de notre métabolisme de base.

Voici une façon très simple de calculer votre métabolisme de base (nombre de calories dépensées par jour)[4] :

Femmes (61 ans et plus) :
10,5 X votre poids (kg*) + 596 = métabolisme de base
Hommes (61 ans et plus) :
13,5 X votre poids (kg) + 487

Prenons l'exemple suivant : Mme G pèse 140 livres.
Son poids en kilogrammes est : 140 ÷ 2,2 = 63,6 kg
Donc, vous faites le calcul suivant : 10,5 X 63,6 + 596 = 1 263 calories

> **IMPORTANT**
> Plus le pourcentage de gras corporel est élevé, plus le métabolisme de base diminue. Les personnes qui ont fait des régimes amaigrissants à répétition ont aussi un métabolisme de base plus bas parce que le corps, pour répondre à ces agressions répétées, s'est mis en mode de survie, diminuant ainsi l'énergie dépensée au repos[6].

On ne prend pas seulement du poids parce que notre métabolisme de base ralentit, mais aussi parce que, très souvent, on bouge beaucoup moins.

Ainsi, en 1993, au Canada, 32 % des gens âgés de 65 ans et plus étaient sédentaires. En 1998, on relevait 41 % de sédentaires dans ce groupe d'âge. Et en 2005, 62% des femmes et 50% des hommes de 65 ans et plus étaient sédentaires[7].

Ne vous en faites pas, c'est la même chose dans le groupe des 50-60 ans.

Donc, si vous voulez garder un poids stable, il faut :
- bouger plus ;
- manger moins ;
- ou encore, un peu des deux !

Nous verrons dans le chapitre 6 ce que signifient bouger plus et manger moins ! Cela ne veut pas dire qu'il faut se faire mourir à une activité physique ni se mettre au pain sec et à l'eau !

> **IMPORTANT**
> Ce ne sont pas les hormones qui font engraisser ! Les œstrogènes peuvent entraîner une prise de poids par rétention d'eau, mais très peu par augmentation de la fabrication de la graisse. Les hormones ne font pas engraisser lorsqu'elles sont bien adaptées à chaque femme.

*1 kg = 2,2 livres

La peau et les phanères[8] (cheveux, poils, ongles)

Le fard blanchit les rides, mais ne les cache pas.
Claude Adrien Helvétius, *Maximes et Pensées*

La peau

Elle constitue une partie importante de votre corps, non seulement parce qu'elle le recouvre, mais aussi et surtout parce qu'elle joue un rôle important de protection[9]. Elle vous protège des rayons ultraviolets du soleil qui, comme on le sait, peuvent avoir des effets très nocifs ! Elle vous protège aussi des substances chimiques, des bactéries, des virus et des champignons. Elle les empêche de pénétrer plus loin dans votre corps et d'occasionner différents problèmes. Finalement, elle permet de maintenir une température corporelle constante. Ainsi, s'il fait trop chaud, vous transpirez par les pores de la peau… et s'il fait trop froid, vous vous mettez à frissonner et à avoir la chair de poule.

Afin de mieux comprendre les changements que peut subir votre peau avec l'âge, il faut vous rappeler que celle-ci est constituée de trois couches :

> **IMPORTANT**
> Le cou et les mains : ce sont les deux parties du corps qui ne peuvent pas mentir sur notre âge. Botox, liposuccion, lifting… tout se remonte et se gonfle. Or, pour le cou, c'est plus difficile et, pour les mains, impossible.

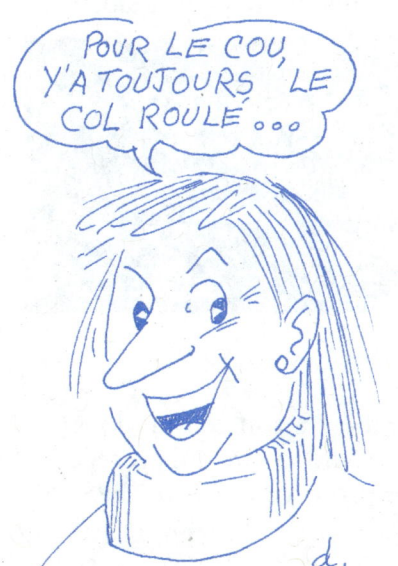

- l'hypoderme, qui comprend les cellules adipeuses (graisseuses) qui protègent le derme et l'épiderme. Il représente la couche la plus profonde ;
- le derme, qui repose sur l'hypoderme, contient le système pileux (les poils) et les glandes sudoripares (qui sécrètent la sueur), ainsi que du collagène qui représente le tissu de soutien de la peau. C'est grâce au collagène que votre peau a un bon tonus ;
- l'épiderme, qui est la partie exposée, celle que l'on touche et que l'on voit. Celui-ci repose sur le derme.

En vieillissant, la peau s'amincit, devient plus flétrie et beaucoup moins élastique. Elle est donc plus fragile. La peau de la femme ménopausée s'hydrate plus difficilement et il en résulte souvent des problèmes de démangeaisons, surtout en hiver où l'air est plus sec.

Ce manque d'hormones cause aussi une diminution de la teneur en collagène qui, comme on l'a vu un peu plus tôt, est responsable du tonus de notre peau. Rappelez-vous que la peau aura perdu environ le tiers de son collagène quatre à cinq ans après la ménopause[9]. C'est pourquoi vous voyez apparaître une augmentation des rides de même qu'un affaissement du visage et du reste du corps. Mentionnons que la diminution du collagène est liée à la perte osseuse[8]. (Comme le disait Francine au début, on dirait que l'attraction terrestre s'est multipliée par 100 avec la ménopause !)

> **IMPORTANT**
> L'usage du tabac exerce un effet traumatique sur le derme, il altère la microcirculation et le collagène, donc l'élasticité de la peau !

On produit également moins de sueur, mais cela paraît moins problématique… Une de mes patientes a commenté la chose de cette façon : « Oh, ça ! Ça me coûte seulement moins cher en déodorant. »

Autre facteur important du vieillissement cutané : l'exposition répétée au soleil, donc aux rayons ultraviolets. Le soleil et le bronzage artificiel (dans les salons) accélèrent l'apparition des rides, des plis, bref, affectent l'élasticité et le tonus de la peau.

Enfin, plusieurs femmes me demandent pourquoi elles voient tout à coup apparaître de multiples taches brunes sur leur peau. Puisque notre pigmentation naturelle dépend aussi des hormones, la disparition de ces hormones amène l'apparition de cette pigmentation plutôt brunâtre, appelée « taches de vieillesse », de même qu'une diminution de la capacité à bronzer.

> **ASTUCE DE FRANCE**
> La peau, il faut l'hydrater plus. C'est important ! Matin et soir en me démaquillant, je m'asperge le visage avec de l'eau Évian en vaporisation. Puis, j'applique une crème.

Ce que je vous conseille :

Étape 1 : Protégez-vous du soleil.

Il est préférable d'éviter le soleil aux heures où il est à son zénith, donc entre 11 h et 14 h. Par ailleurs, choisissez une bonne crème solaire qui protège contre les rayons UVA et UVB grâce à un facteur de protection solaire (FPS) de 30 et plus.

Étape 2 : Nettoyez votre peau régulièrement.

Prenez le temps de vous démaquiller avant d'aller au lit, car rien ne flétrit plus la peau qu'un maquillage qu'on laisse en place trop longtemps. Notre peau a besoin de respirer ! Les gels douche sont plus hydratants que les savons traditionnels. Vous pouvez aussi utiliser un savon doux. Certaines marques respectent plus l'équilibre de votre peau. Parlez-en à votre esthéticienne ou à votre pharmacienne.

Étape 3 : Hydratez votre peau.

Procurez-vous une bonne crème de jour et de soir dont vous enduirez votre visage après l'avoir démaquillé. Souvent, la même crème peut jouer les deux rôles tout en assurant une bonne hydratation de votre peau.

Si vous avez la peau sèche, prenez des bains avec des solutions hydratantes (huiles essentielles, par exemple) et ayez aussi une bonne crème hydratante à appliquer sur tout le corps. Attention aux savons parfumés qui peuvent irriter la peau. L'utilisation d'un lait est probablement plus appropriée.

> **PETIT TRUC**
> N'utilisez pas une crème parce qu'elle est publicisée en grandes pompes à la télévision ! Chaque peau est différente. Prenez le temps de consulter des gens qui s'y connaissent pour éviter de vous retrouver avec des effets indésirables tels que des rougeurs, une peau qui pèle, de l'acné...

Étape 4 : Évitez de fumer !

N'oubliez pas, le tabac diminue l'élasticité de la peau et accélère la formation des rides et des ridules.

Étape 5 : Gérez les sources de stress.

Assurez-vous de bien gérer les événements stressants de votre vie (voir chapitre 6). Ici non plus, on n'y échappe pas. Qui n'a jamais vu apparaître un herpès labial (feu sauvage) durant ou juste après une semaine plus stressante ?

LES CHEVEUX

Avez-vous remarqué que peu de femmes de moins de 70 ans arborent des cheveux gris ou blancs en 2007 ? La coloration, le balayage et tout le reste font en sorte que nous pouvons cacher les modifications qui affectent nos cheveux et nous sapent le moral !

Les cheveux s'allongent en moyenne de 12 à 15 cm par année[9]. On en perd en moyenne entre 40 et 100 par jour. Lorsqu'un cheveu meurt, il est remplacé par un nouveau. Après 50 ans, on note cependant une chute de cheveux plus importante.

Mais pourquoi vos cheveux changent-ils? C'est que les cheveux subissent également un vieillissement normal avec l'âge.

L'avènement des cheveux qui grisonnent est dû à une diminution de l'activité de synthèse de la mélanine. Ces cheveux gris sont plus secs et plus cassants.

Par ailleurs, la diminution des œstrogènes et de la progestérone crée une chute de cheveux plus grande, une diminution de la pousse des cheveux ainsi que de leur grosseur et de leur épaisseur (densité).

Bien sûr, il est important de s'assurer que la perte des cheveux n'est pas attribuable à d'autres facteurs tels une fatigue extrême, un stress intense ou encore une intervention chirurgicale. Un traumatisme important peut, chez certaines personnes, provoquer l'arrêt soudain de la croissance de la chevelure et le début de la phase de chute plus tôt, ce qui explique que certaines perdent tout à coup une grande quantité de cheveux.

Ce que je vous conseille:
Comme l'expression populaire le dit: « Seul son coiffeur le sait! » Ce n'est pas parce que vous êtes dans la soixantaine que vous devez cesser de prendre soin de vos cheveux. Ils ont besoin d'entretien et de bons shampooings. Évitez d'acheter un de ces shampooings dont la publicité mentionne qu'ils peuvent régler tous les problèmes en même temps. Le plus souvent, ils ternissent vos cheveux!

Quelques trucs simples:
• Utilisez un shampooing doux.
• Rincez bien vos cheveux après être allée à la piscine. Rappelez-vous que le chlore endommage beaucoup les cheveux!
• Utilisez une bonne brosse qui ne tire pas trop vos cheveux!
• Il n'est pas obligatoire de laver ses cheveux tous les jours! Cela peut les assécher.

LES POILS

L'une de mes patientes m'a un jour confié: « Je perds des poils sur la tête et ils me poussent au visage (menton, oreilles, lèvres). »

Cette pilosité est due non pas à un manque d'hormones ovariennes, mais à la production de testostérone (hormone mâle) qui, elle, demeure plutôt stable. Vous vous retrouvez donc confrontée à une augmentation de la pilosité et avec des poils plus drus. On les voit apparaître de façon plus visible sur le menton, au-dessus de la lèvre supérieure, sur les oreilles, sur le nez, etc. Par contre, avec l'âge, la repousse est de moins en moins forte, de sorte que vous pouvez retarder l'épilation, et ce, que ce soit des aisselles, des sourcils, des jambes ou de l'aine.

Le manque d'œstrogènes provoque aussi un changement de vos poils pubiens. Ils deviennent plus clairsemés et ils défrisent! Non mais!

Les ongles

Ils sont plus secs, plus cassants, plus ternes. Ils peuvent aussi se déformer. Par ailleurs, tout comme votre système pileux, leur croissance est ralentie. Vous pourriez aussi y voir apparaître des stries longitudinales.

Finalement, vous noterez un épaississement de vos ongles, probablement causé par une diminution de votre circulation sanguine périphérique (diminution de la vascularisation de la peau).

Ce que je vous conseille:

Une saine alimentation peut contribuer à une meilleure consistance de l'ongle. Ainsi, consommer suffisamment d'aliments contenant du calcium, de la vitamine D, des fruits et légumes qui sont riches en fer, en magnésium, en vitamine B et en vitamine A peut aider à garder des ongles solides et en santé.

Certaines de mes patientes utilisent des huiles pour renforcer leurs ongles. Il semble que ce soit efficace. Il existe aussi des vernis spéciaux qui jouent un rôle durcisseur pour les couches de vos ongles.

Si vous avez un doute et craignez d'avoir un problème comme le psoriasis, les mycoses ou autre, il est préférable d'obtenir un avis médical.

Les organes des sens

Les sens, en plus du toucher, sont le goût, l'odorat, la vue et l'ouïe.

Je ne vous apprendrai rien en vous disant que la vue diminue, surtout la faculté à voir de près. Les femmes me disent: «On dirait que les bras m'allongent...» Vous pouvez noter une sécheresse oculaire plus fréquente, qui peut occasionner une sensation de démangeaison ou d'irritation.

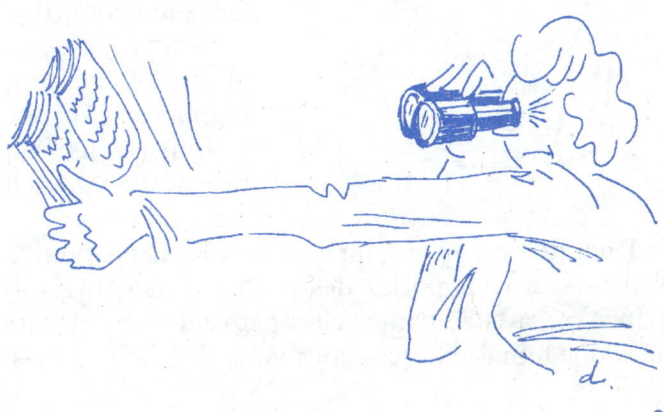

L'odorat se permet aussi de diminuer un peu.

Vos oreilles peuvent s'allonger mais, paradoxalement, vous entendrez moins bien.

Quant au goût, on perd un peu le goût du sucré et des aliments amers. Cependant, le goût du salé semble persister[10].

Ce que je vous conseille :

Certaines saveurs deviennent effectivement moins perceptibles. Il faut donc trouver des solutions pour bien contrôler les facteurs qui peuvent accélérer cette diminution du goût !

Ainsi, la première solution et non la moindre demeure… (je suis certaine qu'à ce stade, vous me voyez venir avec mes gros sabots) éviter le tabac et tous ses dérivés ! Le tabac altère le goût des aliments de façon dramatique.

Un autre truc : donnez-vous la peine de vous préparer des aliments qui sont goûteux, soit avec des fines herbes, du poivre, du citron, etc. On peut toujours développer de nouveaux goûts !

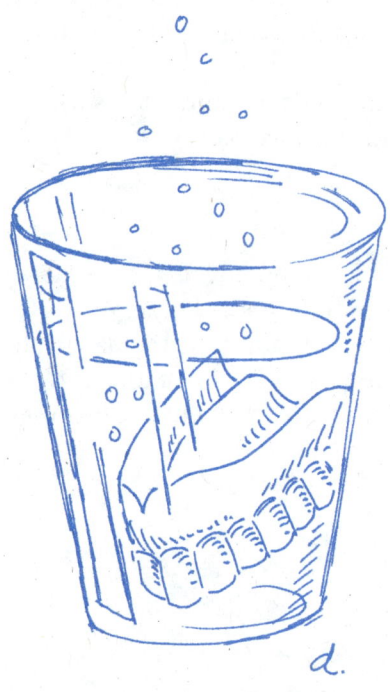

LES DENTS

Depuis les 10 ou 15 dernières années, un courant de blancheur immaculée a balayé le domaine de la dentition. Qui n'a pas essayé toutes les méthodes possibles pour se blanchir les dents ? Des pinceaux, des dentifrices spéciaux, des bandelettes ou encore des gouttières fabriquées sur mesure, il existe une panoplie de possibilités et il est important de prendre le temps d'en discuter avec votre dentiste avant de faire votre choix. Les résultats varient selon le traitement utilisé.

Outre l'aspect esthétique, il demeure important de nous occuper de nos dents régulièrement. Bonne nouvelle : les caries se font moins fréquentes avec l'âge. Mais une visite annuelle chez le dentiste est recommandée.

Dire qu'il y a 30 ans, on arrachait les dents pour se débarrasser des caries ! D'ailleurs, si vous portez des prothèses dentaires, n'oubliez pas de les faire vérifier car, avec le temps, elles peuvent se révéler moins bien ajustées. Elles sont donc moins efficaces pour vous aider à bien mastiquer.

Ce que je vous conseille :
Je vous transmets ici les recommandations de ma propre dentiste, comme je le fais habituellement pour mes patientes :
• brossez-vous les dents après les repas ;
• utilisez la soie dentaire une fois par jour ;
• ne vous brossez pas les dents comme si vous brossiez votre BBQ. Un brossage en douceur est suffisant et n'altère pas vos gencives ;
• rendez visite à votre dentiste une à deux fois par année ;
• si vous avez des prothèses dentaires, faites-les vérifier de temps en temps, surtout si elles commencent à bouger lorsque vous parlez.

Les organes dits « nobles »

Il serait difficile de ne pas débuter par le cerveau !

Le cerveau

La femme (et l'homme !) perd 100 000 neurones par jour après 40 ans, et la masse du cerveau diminue de 10 à 20 % entre 21 et 90 ans[10]. Rassurez-vous, on ne devient pas gaga pour autant ! Un cerveau bien oxygéné continue d'être efficace et ses fonctions cognitives demeurent adéquates malgré le cumul des années. Vous constaterez dans le chapitre 6 l'importance d'une bonne condition physique, et ce, même pour notre cerveau.

Mentionnons également que le seuil de douleur est abaissé. Il pourrait donc arriver que vous vous plaigniez d'engourdissements ou de paresthésies.

Quant aux problèmes de sommeil notés avec l'âge, ils résultent de périodes de sommeil léger plus fréquentes[9]. Les femmes se réveillent plus souvent la nuit, d'autant plus qu'elles doivent parfois se lever une ou deux fois pour aller uriner. Résultat : les périodes de sommeil profond sont plus courtes.

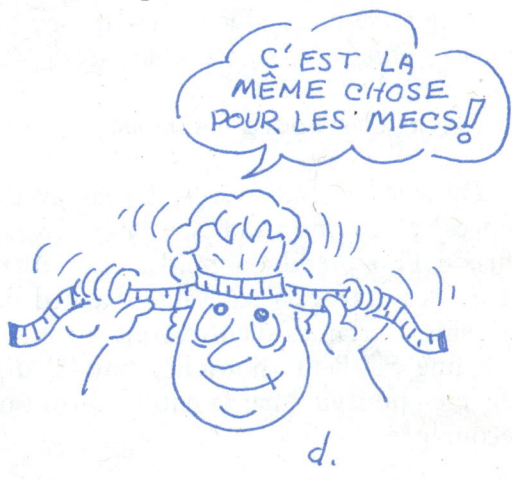

Ce que je vous conseille :

Je dis souvent à mes patientes qui craignent la maladie d'Alzheimer et les autres problèmes cérébraux que le cerveau est un muscle et qu'il doit s'entraîner, lui aussi. En plus de bien l'oxygéner par une activité physique régulière (qui peut favoriser la formation de nouveaux neurones et améliorer la connexion entre ceux-ci), il faut aussi l'exercer en pratiquant des activités que l'on aime et qui demandent de la mémoire et/ou de la concentration. Certaines femmes choisiront de faire des mots croisés chaque jour ; pour d'autres, ce sera une partie de Scrabble toutes les semaines.

Peu importe votre choix, il est important de vous rappeler qu'il vous faut rester active et intellectuellement stimulée en vous exposant à de nouvelles activités et en entretenant un bon réseau social.

Inutile de vous dire que le fait d'avoir un bon sens de l'humour et d'être optimiste devant la vie contribuent également à un bon état mental et à un cerveau en forme.

La thyroïde

Cette toute petite glande située dans le cou peut vous jouer parfois de vilains tours après 60 ans. Elle se met à fonctionner au ralenti, ce qui provoque les symptômes suivants : fatigue, prise de poids, frilosité, cheveux secs, ralentissement psychomoteur, peau sèche, voix plus rauque, chute de cheveux, constipation, diminution de la concentration, ralentissement de la mémoire, douleurs musculaires. Ces symptômes sont généralement attribués au vieillissement, alors qu'ils sont dus à un mauvais fonctionnement de la glande thyroïde.

Les seins

Pour rester belle. Si vous avez les seins qui tombent, faites-vous refaire le nez, ça détourne l'attention.

Pierre Desproges, *L'Almanach*

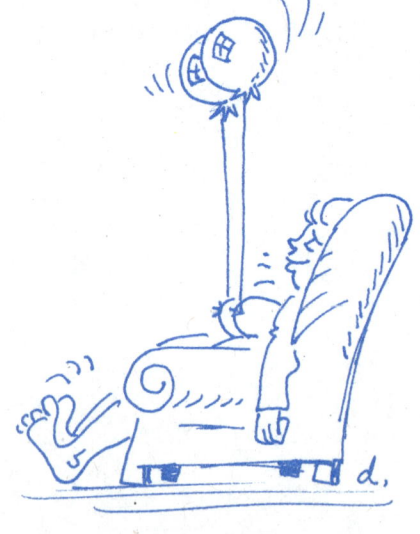

Oui, ils se tendent vers le bas avec les années ! Nos seins s'affaissent avec l'âge. De plus, si l'on prend du poids, une certaine partie des graisses s'accumule d'abord dans les seins. Certaines d'entre vous diront que c'est une excellente nouvelle, mais d'autres, déjà bien pourvues par la nature, seront plus découragées.

Cependant, l'inquiétude principale des femmes est occasionnée par l'augmentation du risque du cancer du sein. Nous discuterons dans le chapitre 4 des facteurs de risque du cancer du sein, des moyens de prévenir ce type de cancer et, finalement, des outils qui nous permettent de le dépister précocement.

LE CŒUR[2, 3, 9, 11, 12, 14]

Pour celles qui ont lu le livre *Être femme à 50 ans*, vous avez appris que la principale cause de décès, autant chez les femmes que chez les hommes, était les maladies cardiovasculaires. Avant 50 ans, les femmes ont un taux de cholestérol et de triglycérides plus bas et un taux de cholestérol HDL (lipoprotéines de haute densité, c'est-à-dire le bon cholestérol) plus élevé[9]. Après 50 ans, les triglycérides et le cholestérol augmentent, principalement le LDL (lipoprotéines de basse densité, soit le mauvais cholestérol).

Le cœur est l'un des organes susceptibles de causer différents troubles. Ainsi, on sait que la tension artérielle (pression) augmente avec l'âge. Après 60 ans, le risque de mourir de maladies cardiovasculaires chez la femme rejoint celui de l'homme, probablement parce que les femmes ne sont plus sous l'effet protecteur des œstrogènes. Il faut donc protéger votre cœur en adoptant, si ce n'est déjà fait, de bonnes habitudes de vie (voir chapitre 6). Environ une femme sur deux mourra de problèmes cardiovasculaires, alors que 1 femme sur 25 mourra du cancer du sein.

À titre d'information, votre cœur bat environ 100 000 fois par jour et 36 millions de fois par année. C'est mieux qu'une Ferrari ! Son rôle est de pomper le sang à travers l'organisme afin d'approvisionner l'ensemble de vos cellules et de vos tissus en oxygène et en différents nutriments.

Donc, si vos artères sont bloquées partiellement ou complètement, le cœur et tous les vaisseaux sanguins doivent travailler davantage pour envoyer le sang dans tout l'organisme. Ainsi, si un caillot bloque partiellement une artère qui va au cœur, il en résulte de l'angine de poitrine si le caillot finit par s'en aller, ou un infarctus si le caillot bloque complètement cette même artère.

Il en est de même pour les artères qui mènent au cerveau. Dans le cas d'un blocage temporaire, on parle d'ischémie cérébrale transitoire (ICT) ; lorsqu'un blocage est permanent, on parle d'accident vasculaire cérébral (AVC).

Les facteurs de risque des maladies cardiovasculaires chez la femme sont les mêmes que chez l'homme : tabac, hypertension, hyperlipidémie, diabète, obésité, mauvaise alimentation et sédentarité.

Ce qui est différent, c'est la façon dont se présentent les symptômes de la maladie cardiaque chez la femme.

Habituellement, chez l'homme, on décrit les symptômes d'infarctus par une douleur typique serrative ou sous forme de point au milieu du thorax, augmentée par l'effort ou l'émotion et diminuée par le repos.

Chez la femme, les symptômes sont souvent plus atypiques. La douleur peut être serrative mais débute à la mâchoire et s'accompagne parfois de transpiration, difficulté à respirer, fatigue et nausées, ce que l'on attribue souvent à une mauvaise digestion. Ce peut être aussi une douleur thoracique vague, pas nécessairement au milieu du thorax mais plutôt du côté gauche, parfois à l'abdomen, ou encore une douleur dorsale. Cette douleur peut être décrite comme vive ou fugace, ou encore très prolongée et pas nécessairement en lien avec l'effort. Précisons que les femmes font plus de crises cardiaques silencieuses que les hommes.

On remarque que, encore en 2007, les femmes attendent plus longtemps que les hommes avant d'aller consulter un médecin parce qu'elles croient que ces symptômes sont dus au stress ou à un problème de digestion. De plus, lorsque les femmes consultent, elles sont prises moins au sérieux lorsqu'elles décrivent des symptômes perçus comme vagues. Elles sont donc investiguées et traitées avec moins de zèle. Il se fait ainsi beaucoup moins de cathétérismes et de coronarographies chez les femmes que chez les hommes[15].

On sait aussi que la recherche concernant la maladie cardiovasculaire n'est pas toujours aussi fiable pour les femmes que pour les hommes. Ainsi, le bon vieux tapis roulant sur lequel on vous fait courir donne des résultats assez précis pour les hommes. Cependant, pour les femmes, ils peuvent être ambigus, et il faut alors procéder à des examens complémentaires pour s'assurer du diagnostic.

Il faut avouer que, jusqu'à il y a quelques années, la majorité des études sur les maladies cardiovasculaires étaient faites avec les hommes. On commence maintenant à voir poindre de bonnes études sur la maladie cardiovasculaire chez la femme, donc à avoir de meilleures connaissances concernant les symptômes, mais aussi les moyens d'investigation et les traitements les plus appropriés.

LES POUMONS

Avec l'âge, il se produit aussi une baisse de rendement de notre capacité pulmonaire, qui se traduit par une diminution de nos performances physiques. Par exemple, pendant les activités physiques ou lorsque vient le temps d'effectuer des travaux demandant plus d'efforts, vous ressentirez un essoufflement plus rapidement et vous devrez vous reposer un peu afin de récupérer.

Il va sans dire que le tabac peut être mortel non seulement pour le cœur, mais surtout pour les poumons. Le tabac diminue la capacité respiratoire des individus (autant celle des femmes que celle des hommes) en plus de les rendre plus réceptifs aux infections du type pneumonie, bronchite ou asthme.

Le système digestif

Les problèmes de digestion sont toujours présents, même dans la soixantaine. On parle ici de brûlements digestifs ou de reflux gastro-œsophagiens (RGO) causés par l'usage plus grand, par exemple, des anti-inflammatoires pour diminuer les douleurs osseuses ou musculaires. Vous pouvez aussi présenter des difficultés à avaler des solides ou des liquides dues à un rétrécissement de l'œsophage. C'est pourquoi je vous recommande de manger lentement et de mastiquer plus longtemps.

Parlant de nourriture, il va sans dire que vous ne pouvez plus manger n'importe quoi! Les difficultés à digérer peuvent survenir lorsque vous consommez certains aliments avec lesquels vous n'aviez aucun problème auparavant.

La constipation est aussi présente, vu l'irrégularité intestinale causée la plupart du temps par le manque d'activité physique, une mauvaise hydratation, le manque de fibres alimentaires ou encore certains médicaments qui peuvent causer cet effet secondaire[3].

Et je ne vous parle pas des lendemains de veille... Votre corps n'aime pas beaucoup les excès de toutes sortes, et il vous le fait bien sentir le lendemain! Cela ne signifie pas qu'on ne peut plus exagérer de temps en temps, mais on sait que le lendemain sera plus difficile...

La vessie[2, 6, 9, 16]

Après 65 ans, environ 35 % des femmes souffrent d'incontinence urinaire légère ou modérée. Les deux types d'incontinence les plus fréquents sont l'incontinence d'effort et l'incontinence par regorgement.

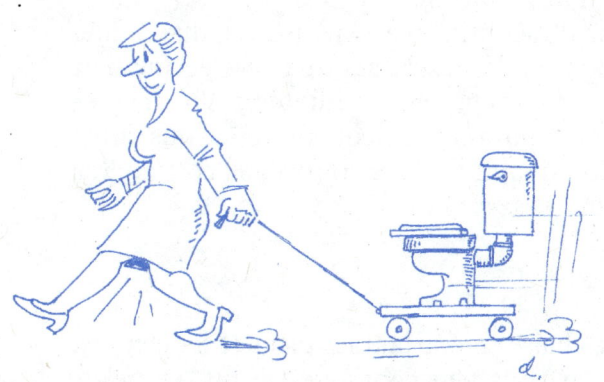

Vous avez sûrement déjà entendu des femmes autour de vous dire que, si elles rient trop, elles vont faire pipi dans leur culotte. Eh bien, c'est ce qu'on appelle l'incontinence d'effort. Cette forme d'incontinence se manifeste avec la toux, l'éternuement, le rire, la course à pied.

On peut alors observer un prolapsus vésical, c'est-à-dire une « descente » de la vessie qui devient moins efficace à contenir de grandes quantités d'urine.

Une faiblesse du plancher pelvien est souvent l'un des facteurs contributifs. Je vous explique! Le plancher pelvien soutient tous les muscles internes de l'abdomen. Le renforcement de ces muscles permet de mieux soutenir la vessie et ainsi de diminuer les problèmes d'incontinence. Les exercices de renforcement de Kegel amènent un tiers de guérison et deux tiers d'amélioration de l'incontinence urinaire.

L'hypoestrogénisme diminue aussi le tonus des muscles du plancher pelvien.

L'autre forme d'incontinence est celle par regorgement. Dans ce cas, vous devez aller uriner plusieurs fois par jour, en petites quantités, parce que vous ne pouvez retenir de grandes quantités d'urine.

> **IMPORTANT**
> Il ne faut surtout pas hésiter à discuter de vos problèmes de vessie avec votre médecin.

Certaines femmes mentionnent que le fait d'être incontinentes leur occasionne des problèmes lors des relations sexuelles car elles craignent de perdre leurs urines durant l'acte sexuel et elles sont gênées d'en discuter avec leur partenaire[17].

Ce que je vous conseille:
En premier lieu, la modification de certaines habitudes de vie peut vous aider à mieux contrôler vos incontinences urinaires. Ainsi, il est important de diminuer la consommation de boissons susceptibles de vous faire uriner plus souvent, comme celles contenant de la caféine. L'alcool, particulièrement la bière, est diurétique et irritant pour la vessie. De plus, si vous avez tendance à vous lever plus d'une fois la nuit pour uriner, il est conseillé de ne pas trop boire après 18 heures.

La perte de poids peut aussi aider si vous souffrez d'embonpoint ou si vous êtes obèse. Une diminution de votre indice de masse corporelle (IMC) d'aussi peu que 5% peut atténuer ces pertes d'urine incommodantes.

Comme nous venons de le voir, l'incontinence urinaire est due à une faiblesse des muscles du plancher pelvien. Les exercices de Kegel permettent de renforcer ces muscles, empêchant ainsi les pertes involontaires d'urine. Ces exercices peuvent se faire n'importe où. Pour qu'ils soient efficaces, vous devez faire une dizaine de répétitions, et ce, quatre fois par jour. Vous constaterez une amélioration après six à huit semaines.

Les exercices de Kegel:

Pour trouver les muscles du pelvis:
1. Asseyez-vous sur le bord d'une chaise en écartant les pieds et les genoux. Appuyer les coudes sur les genoux en vous penchant vers l'avant. Le pelvis touche alors au siège.

2. Contractez les muscles autour du rectum et du vagin, vous sentirez votre pelvis se soulever et s'éloigner de la chaise.
3. Évitez de contracter les muscles du ventre, des cuisses ou des fesses et ne retenez pas votre souffle.

L'exercice :
1. Installez-vous en position couchée, debout, assise ou à quatre pattes.
2. Contractez les muscles autour du rectum et du vagin. Vous devez sentir la contraction vers l'intérieur et vers le haut.
3. Gardez la contraction pendant 5 à 10 secondes.
4. Relâchez et répétez.

Choisissez une publicité fréquente comme signal pour faire l'exercice ou répétez-le chaque fois que vous êtes dans un ascenseur, en augmentant la contraction à chaque étage.

Une consultation en physiothérapie peut aussi vous être utile. Les physiothérapeutes qui ont reçu une formation spéciale utilisent différentes techniques pour vous apprendre à contracter adéquatement les muscles du plancher pelvien.

Peu de médicaments s'avèrent efficaces pour diminuer l'incontinence urinaire d'effort, mais certains peuvent l'être pour l'incontinence par regorgement. Il faut cependant se montrer prudente, car ils provoquent des effets secondaires tels la sécheresse de la bouche et des yeux, la constipation et les maux de tête. Discutez-en avec votre médecin afin de vérifier si cette solution vous convient.

Quant aux œstrogènes, ils ne semblent pas jouer un rôle important dans l'amélioration des deux types d'incontinence urinaire.

En dernier lieu, le recours à la chirurgie peut être une option. Votre médecin vous référera alors à un urologue qui discutera avec vous des chances de réussite des différentes techniques utilisées.

LES ORGANES GÉNITAUX[2, 9, 16]

Je vous disais avec une pointe d'humour que, avec la diminution des hormones, vous vous asséchiez de partout !

Il en est de même pour le vagin. Ce dernier est très sensible à la carence hormonale. On développe alors ce que l'on appelle de l'atrophie vaginale : on dirait que le vagin rapetisse. Les parois perdent de leur élasticité et le vagin s'assèche (difficulté de lubrification). Ces deux phénomènes peuvent provoquer des douleurs lors des relations sexuelles, communément appelées dyspareunies. L'atrophie vaginale peut aussi occasionner une vaginite atrophique qui se manifeste par des pertes blanchâtres et parfois sanguines. La muqueuse vaginale devient plus fragile et plus pâle. Elle est aussi plus sensible aux infections.

Le vieillissement normal et le manque d'hormones occasionnent aussi des changements pour ce qui est de la vulve. On note donc une atrophie de la vulve, qui se traduit par un amincissement des grandes lèvres et des petites lèvres, une diminution du volume du clitoris et, ici aussi, un assèchement. Cet assèchement amène un prurit (démangeaison) vulvaire qui peut être très désagréable.

Ce que je vous conseille :

Si vous ne prenez pas d'hormones, il existe sur le marché un très bon lubrifiant vaginal, le Replens, qui permet une augmentation de l'hydratation vaginale. Il permet un soulagement de la dyspareunie, de l'irritation et de la démangeaison. Vous l'utilisez aux deux ou trois jours, et il n'a pas d'effets secondaires rapportés.

Par ailleurs, on peut aussi utiliser un traitement hormonal local, qui se veut sécuritaire et qui ne passe pratiquement pas par la circulation sanguine. Il existe sur le marché trois formes d'œstrogènes que l'on peut appliquer localement, soit la crème d'œstrogènes, les comprimés vaginaux qui comprennent de l'estradiol, et un anneau vaginal contenant aussi de l'estradiol. Ces œstrogènes sont aussi efficaces pour diminuer la sécheresse vaginale et la dyspareunie[2].

Finalement, le fait de demeurer sexuellement active vous permet de préserver une certaine souplesse vaginale.

Libido, où es-tu[2, 6, 9, 16] ?

Plusieurs de mes patientes me disent souvent : « Avec tous ces problèmes, comment voulez-vous que j'aie encore de la libido ? »

À ce stade-ci, je crois qu'il est important de considérer les changements que vous vivez avec l'âge dans l'optique de votre physiologie sexuelle.

Dans la majorité des livres traitant de sexualité post-ménopausique, on note que le vieillissement engendre une diminution de l'activité, du désir et de l'excitation sexuels, autrement dit une diminution de votre performance sexuelle. Certaines études mentionnent aussi que les femmes en ménopause et post-ménopause notent une diminution de leurs fantasmes et de leurs rêves érotiques.

Cette réalité ne signifie pas pour autant une diminution de votre sensualité, de vos besoins affectifs et de vos besoins de continuer à valoriser votre corps. Bien sûr, « tout n'est pas comme avant », mais vous voulez continuer à avoir une sexualité satisfaisante.

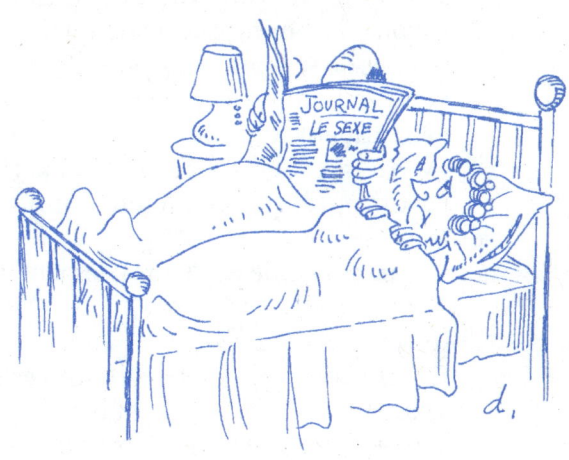

Il faut savoir que les phases qui mènent à l'orgasme se succèdent plus lentement. La lubrification vaginale est plus lente et nécessite une stimulation précoïtale plus longue. L'atteinte de l'orgasme est aussi plus longue, et on note une diminution de la réponse et de l'intensité orgasmiques. Certaines femmes ressentent des douleurs sous forme de spasmes utérins lorsqu'elles atteignent l'orgasme.

Mais, élément positif, plus vous avez de relations sexuelles régulières, plus vous retardez l'apparition de problèmes de libido et/ou de frigidité (absence de plaisir lors des relations sexuelles). Les muscles du vagin sont comme les autres muscles… plus on les stimule, mieux ils fonctionnent !

Nous verrons un peu plus loin des solutions à ces problèmes.

Mais il ne faudrait pas oublier que les problèmes de libido ne sont pas seulement attribuables aux changements hormonaux. Il va sans dire que la place du ou de la partenaire est très importante. Si vous ne désirez plus votre partenaire, si vos relations sexuelles sont platoniques et, surtout, si l'acte sexuel s'inscrit dans la même routine depuis 25 ans, il se peut que votre libido en prenne pour son grade ! Il faut donc aussi vous attarder à l'aspect psychologique et à votre vie de couple.

On ne peut non plus passer sous silence le fait que, si vous arrivez à la maison épuisée tous les soirs, la libido ne pourra être à son meilleur.

Et cessez de dire que vous devez faire une croix sur le plaisir sexuel après 60 ans, et ce, même si vos enfants ou votre entourage ne partagent pas votre opinion ! On s'en moque !

Vous trouverez ci-dessous une liste de facteurs qui favorisent une activité sexuelle satisfaisante. Mais attention ! Si tous ces facteurs ne sont pas réunis, votre vie sexuelle peut tout de même s'avérer fort satisfaisante !

Facteurs favorisant une vie sexuelle satisfaisante[10] :
- avoir une bonne estime de soi ;
- cesser de se trouver trop vieille !
- être en bonne santé et en bonne condition physique ;
- être capable d'avoir un orgasme ;
- vivre en couple ou avoir un(e) partenaire stable ;
- avoir un(e) partenaire qui éprouve du désir et qui n'a pas de problèmes sexuels ;
- ne pas avoir de douleurs à la pénétration.

Ce que je vous conseille :
Comme on vient de le voir, un certain nombre de facteurs favorisent une vie sexuelle satisfaisante. N'oubliez pas qu'une soirée romantique a toujours sa place et peut favoriser chez vous et votre partenaire une augmentation de la libido.

Plusieurs petites choses peuvent ajouter un peu plus de piquant à votre vie sexuelle :
- prendre un bain ou une douche avec votre partenaire ;
- demander à votre partenaire de vous faire un massage sensuel ;
- regarder ensemble des films sensuels ;
- acheter de la belle lingerie érotique ;
- discuter avec votre partenaire de ce qui vous excite et vous apporte du plaisir ;
- des chandelles et une musique appropriée pour la chambre à coucher permettent une ambiance plus propice à raviver la libido.

Il ne faut pas oublier non plus ces petits conseils qui permettent de retrouver une envie sexuelle[18, 19] :
- s'amuser et rire ensemble ;
- ne pas succomber à la routine ;
- accorder plus d'importance aux préliminaires ;
- se témoigner amour, tendresse et affection par des mots aussi bien que par des gestes ;
- dépoussiérer son imaginaire sexuel.
Bref : avoir du plaisir !

Et la testostérone ?
Depuis plusieurs années, la testostérone est citée comme un moyen de stimuler la pulsion sexuelle, autant chez les hommes que chez les femmes.

Cependant, les études faites jusqu'à maintenant ne sont pas concluantes concernant la place de la testostérone pour améliorer votre libido. De plus, les risques à long terme sont inconnus. Les effets secondaires ne sont pas négligeables non plus: acné, perte de cheveux, changement de la voix, hypertrophie du clitoris, accroissement de l'obésité de la partie supérieure de l'abdomen, apnée du sommeil, labilité émotionnelle, etc.

De plus, vous ne pouvez prendre de la testostérone sans prendre des œstrogènes et de la progestérone si vous avez encore votre utérus, car la testostérone augmente le risque d'hyperplasie de l'endomètre.

En d'autres mots, évitons-la, c'est plus sûr!

LES PIEDS

Les déformations suivantes se font plus présentes avec l'âge: *hallux valgus* (oignons), *hallux rigidus* (douleur au gros orteil sans déformation ou oignon), orteils en marteau, chevauchement des orteils, callosités et cors[10].

Pourquoi?

Eh bien, croyez-le ou non, la cause la plus fréquente de ces problèmes est sans contredit les chaussures mal ajustées. Les femmes aiment beaucoup les souliers raffinés, pointus, à talons hauts, etc. Contraintes de la mode, bien sûr! Combien d'entre nous avons porté des souliers trop serrés parce que nous les trouvions beaux?

Résultat: une déformation des orteils avec, en prime, apparition du problème d'*hallux valgus*, appelé plus communément un oignon. Il en est de même des cors, qui apparaissent parce que les orteils et les pieds sont sujets à beaucoup de frottement dans les chaussures.

Quant aux ongles, ils s'épaississent et se recourbent davantage, donc sont plus sujets à devenir incarnés. Comme pour les problèmes relatifs aux ongles des mains, ceci est dû à une diminution de la circulation périphérique, soit la circulation du sang vers les extrémités (pieds).

Les pieds plats peuvent devenir un problème avec l'âge et occasionner des douleurs importantes dans l'arche du pied et sous les orteils, douleurs qui augmentent lorsque vous êtes en position debout prolongée ou pendant la marche.

Les pieds trop creux peuvent aussi causer des douleurs sous les orteils à cause de l'augmentation du poids et de la pression exercée sur cette partie du pied.

Les varices

Plusieurs femmes souffrent d'insuffisance veineuse ou, si vous préférez, ont des varices. Celles-ci sont décrites comme des veines dilatées, parfois sinueuses, que nous pouvons apercevoir sous la peau lorsqu'elles sont superficielles, et que nous ne verrons pas nécessairement si elles sont plus profondes. Mais superficielles ou profondes, elles peuvent occasionner une sensation de lourdeur et une douleur, surtout en fin de journée.

Les varices sont causées par une insuffisance des valves qui contrôlent l'aller et le retour du sang. Il y a un relâchement de ces valves. Elles ne se referment plus de façon hermétique et occasionnent le reflux du sang dans les veines. Cela crée alors une dilatation de ces veines et entraîne des douleurs et un problème esthétique.

L'obésité et le surplus de poids, la sédentarité, la grossesse, la position debout (statique et/ou prolongée), les antécédents familiaux sont autant de facteurs de risque de développer des varices aux membres inférieurs.

Ce que je vous conseille :

Rappelez-vous que tout ce qui augmente la pression intra-abdominale risque d'augmenter aussi la pression exercée sur les veines de vos jambes. Il faut donc éviter le surpoids ou l'obésité de même que la constipation.

Le fait de porter des bas de soutien lorsque vous avez à être en position debout prolongée peut diminuer de beaucoup les douleurs et l'impression de lourdeur associées aux varices. Discutez avec votre pharmacien ou votre médecin pour vous procurer des bas avec un soutien suffisant.

Le fait de soulever vos jambes le plus souvent possible favorise un meilleur retour veineux, donc un bon soulagement. L'exercice physique active votre circulation sanguine, donc diminue le risque de développer des varices.

Si, malgré tout, vos varices vous incommodent particulièrement, il existe des traitements dits sclérosants, c'est-à-dire par injections. Ce traitement peut être effectué par un dermatologue, un chirurgien ou un médecin de famille. On injecte alors dans vos veines une solution qui leur permet de se refermer.

En dernier recours, pour les varices beaucoup plus volumineuses qui ne peuvent être traitées par injections, il existe une chirurgie que l'on appelle le *stripping*. Le spécialiste en chirurgie retirera alors la ou les veines sinueuses et très dilatées qui vous occasionnent un problème.

Les hémorroïdes

Pour clore le tout, s'il y a des endroits où on pourrait se passer d'avoir des problèmes, c'est bien à l'anus et au rectum. Les hémorroïdes sont ces petites bosses que vous pouvez sentir après être allée à la selle. Elles sont causées par la dilatation d'une veine de l'anus ou du rectum. Plus on avance en âge, plus elles sont fréquentes. Lorsqu'elles sont très gonflées, elles sont susceptibles de provoquer des saignements.

Des problèmes importants de constipation peuvent aussi occasionner une récidive d'hémorroïdes, des fissures, bref, des choses archi-déplaisantes, d'autant plus que nous ne pouvons évacuer par un autre endroit!

Ce que je vous conseille :

Quoique très désagréables, il existe des traitements assez simples pour prévenir et/ou diminuer la douleur et l'inconfort causés par les hémorroïdes.

En premier lieu, une bonne façon de prévenir les hémorroïdes, c'est d'éviter la constipation. Mangez plus d'aliments contenant des fibres et buvez beaucoup d'eau.

Si, malheureusement, vous avez actuellement des hémorroïdes, vous pouvez être soulagée en prenant des bains de siège régulièrement.

Il existe aussi sur le marché des crèmes et onguents qui diminuent la douleur et l'inflammation secondaires aux hémorroïdes.

Or, si rien de tout cela ne fonctionne et que vous avez des hémorroïdes importantes et récurrentes, une chirurgie peut éliminer ce problème dérangeant.

Ce qu'en pense France

1. Dis-moi, as-tu vérifié tes réponses au quiz? Y a-t-il des choses qui t'ont surprise dans ces cinq énoncés?

Certainement! Que ma masse musculaire diminue autant, de même que mon cerveau laisse aller autant de neurones, c'est surprenant! Mais cela veut dire qu'il faut faire des efforts si nous voulons bien vieillir et continuer à avoir du plaisir dans la vie!

2. Quels changements as-tu notés, à 60 ans, qui te paraissaient moins évidents ou carrément absents à tes 50 ans?

Peut-être la fatigue. Il faut faire attention! J'ai besoin de mes jours de congé, alors qu'avant je pouvais travailler sans arrêt! J'ai de la belle énergie, mais je dois en prendre soin.

3. Lorsque tu as lu ce chapitre, trouvais-tu que ton amie docteure exagérait?

Mettons que tu prévois beaucoup! Mais, chères lectrices, elle est là pour ça! Elle n'en manque pas une!

4. Cette fameuse prise de poids… Si on prend quelques livres à 50 ans, est-ce qu'on en prend quelques autres à 60?

Oui, un peu. Mais j'ai quelque chose à dire là-dessus: arrêtez de courir après ce qui n'est plus possible!

C'est sûr que si je passe les trois quarts de ma vie sur les restrictions, que je cours au gym sans arrêt, je vais peut-être pouvoir perdre du poids et tenter de retrouver ma taille de 20 ans… mais à quel prix! Et je dis bien peut-être! En plus, je vais être super malheureuse et je vais vieillir pareil. Alors je me dis que même si je prends un peu de poids, j'ai moins de rides parce que ma figure est plus ronde. Je ne sens pas le besoin de me «garrocher» pour avoir un lifting, et c'est meilleur pour mes os.

Je me dis qu'il faut accepter qu'il y a des choses qui ne reviendront plus! Il faut être capable de lâcher prise!

Mais il faut faire un peu attention.

5. Regrettes-tu d'avoir cessé de fumer il y a huit ans? (Beaucoup de femmes recommencent à fumer pour perdre du poids ou éviter d'en reprendre!)

Absolument pas!

Même malgré la prise de poids. Il m'est arrivé de penser à recommencer, mais je réalise que jamais je ne le ferais.

Pourquoi?

La première raison: ma santé! Je ne me vois tellement pas me remettre à tousser, à me préoccuper d'aller fumer dehors, l'odeur, la voix… Bref…

Je n'ai pas à juger ceux qui fument. C'est un choix, et je respecte cela! Mais je constate que ces gens-là n'ont pas plus d'énergie. Oui, certaines femmes perdent du poids, mais cela ne leur apporte rien de plus!

Moi, j'ai fait le choix de cesser de fumer pour gagner une qualité de vie ici et maintenant! Et je ne voulais pas me voir en train de fumer sur un coin de rue et ne pas être capable de m'en passer.

À un moment donné, je me suis demandé pourquoi j'avais réussi à tout arrêter en terme de dépendance et que je n'étais pas capable de cesser de fumer. Je me suis questionnée: Qu'est-ce qu'il y a en dessous de cela? Il y avait une raison plus intérieure. J'ai travaillé là-dessus et je savais que j'étais capable de cesser de fumer! Mais cela m'a pris trois mois d'arrêt avant de voir les avantages, de sentir que cela vaut vraiment la peine!

Évidemment, j'ai arrêté et recommencé deux fois, mais j'ai finalement réussi et j'en suis très contente!

Oui, notre corps change… encore!

6. Dis-moi, la libido, est-ce vrai qu'on la cherche de plus en plus?

Oui! Mais elle se transforme, et c'est là que tu réalises que la nature est assez bien faite!

7. Nous avons vu quelques trucs pour diminuer l'effet de ces changements physiques, mais aurais-tu une suggestion pour prendre soin de notre peau?

Je vais vous donner mon petit secret. J'ai une crème magique. C'est une crème qui pénètre toute seule, et je te dirais que de toutes le crèmes que j'ai utilisées par le passé, c'est vraiment celle qui fonctionne le plus. Son nom? La crème Karin Herzog. Elle est plus chère, mais tu n'as besoin que d'une sorte pour le visage. Pour le corps, n'importe quelle crème hydratante ou quelques gouttes d'huile essentielle dans le bain font l'affaire!

RÉPONSES AU QUIZ

1. Notre masse musculaire (nos muscles) diminue d'environ 35 % entre 21 et 70 ans.
A- Vrai

2. La masse du cerveau diminue de 10 à 20 % entre 21 et 90 ans.
A- Vrai

3. Les périodes de sommeil léger sont plus fréquentes à partir de 60 ans.
A- Vrai

4. Avec l'âge, on perd le goût du sucré mais celui du salé demeure.
A- Vrai

5. L'activité sexuelle cesse après 65 ans.
B- Faux (sauf si on le décide!)

Notes personnelles

Chapitre 3

Votre tête change aussi à la soixantaine !

Il est vrai que vous êtes plus zen, plus sage, mais parfois vous aimeriez ressentir l'énergie de vos 20 ans. Vous vous sentez vieille tout à coup !

La déprime peut aussi se faire sentir parce que les enfants sont partis, parfois le mari aussi, vos ami(e)s proches quittent peu à peu, vous vous inquiétez non seulement pour vos enfants, mais aussi pour vos petits-enfants.

Les changements qui se produisent dans la société vous rendent plus anxieuse, vous vous sentez parfois dépassée. Les nouvelles technologies à elles seules ont de quoi vous rendre folle ! Rassurez-vous : vous êtes simplement normale !

TESTEZ VOS CONNAISSANCES

Utilisez la première lettre de chaque mot et vous obtiendrez la chose la plus importante pour bien profiter de la vie !

1. C'est le cancer le plus fréquent chez la femme.
2. Une maladie que vous ne voulez pas développer.
3. Cette attitude est à éviter si vous voulez apprécier la vie.
4. Sentiment que l'on peut ressentir au cours de sa vie.
5. On se plaint d'en avoir moins avec l'âge.

La réponse se trouve à la fin de ce chapitre.

Cette fameuse mémoire[2, 9, 16]

Votre mémoire fait des siennes. Du moins, c'est ce que vous croyez! On craint la maladie d'Alzheimer et on s'empresse de faire des mots croisés afin de cultiver cette mémoire. Mais généralement, il ne s'agit pas tant de problèmes de mémoire que de problèmes de concentration. Vous avez trop de choses dans la tête (ou, comme j'aime bien dire à mes patientes: «Votre disque dur est trop plein!»). Il vous faut donc trouver des moyens de relaxer afin de laisser à votre cerveau le temps de classer toutes ces informations. Votre concentration va revenir et vous serez capable de reprendre les tâches où vous les avez laissées.

Mais rappelez-vous qu'il faut entraîner son cerveau et s'assurer de bien l'oxygéner!

La ménopause et la post-ménopause ne sont pas des causes de la maladie d'Alzheimer!

Les problèmes de sommeil

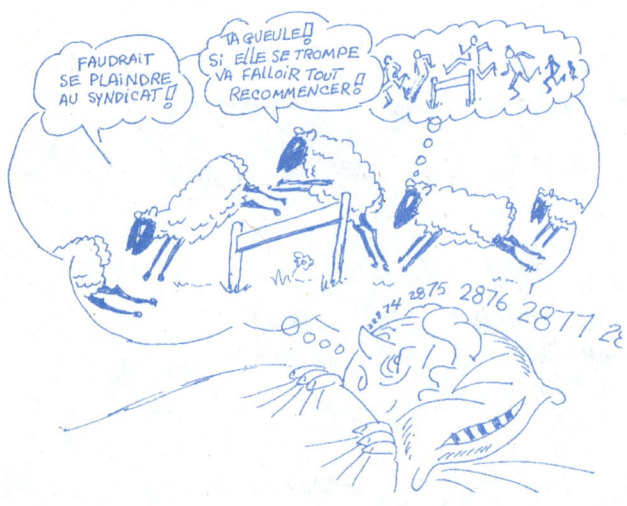

L'insomnie est un problème grandissant avec l'âge. Comme je le dis souvent à mes patientes, le besoin de sommeil devrait être inversé. En effet, jeune, on veut dormir le moins longtemps possible; pourtant, c'est à cet âge qu'on peut dormir 10, 12, 15 heures d'affilée. En vieillissant, on voudrait dormir plus, et voilà que nous en avons de moins en moins besoin. C'est le monde à l'envers! Comme dit l'adage: «Si jeunesse savait, si vieillesse pouvait!»

Il faut mentionner que les problèmes de sommeil attribuables au vieillissement sont décrits comme une difficulté à s'endormir et des réveils fréquents[2]. Ce problème est dû en grande partie au manque d'œstrogènes.

Élément qui peut en faire sourire plusieurs: avec la ménopause, plusieurs femmes se mettent à ronfler et peuvent aussi développer une apnée du sommeil qui se caractérise par un arrêt respiratoire de quelques secondes en dormant, ce qui énerve généralement beaucoup le ou la conjointe[2, 9]. Les problèmes de sommeil apparaissent dans la cinquantaine, mais perdurent au-delà de la soixantaine.

La baisse d'énergie et la fatigue

Plusieurs de mes patientes de plus de 60 ans mentionnent que l'une des choses les plus difficiles à accepter est de ne plus pouvoir travailler au même rythme. La tête veut, mais le corps ne suit plus.

La baisse d'énergie et la fatigue sont deux autres symptômes ressentis qui augmentent avec l'âge. Il apparaît alors que l'envie de s'adonner à des activités qui, auparavant, vous procuraient de l'entrain, diminue, et que ces mêmes activités occasionnent plus de fatigue que de plaisir. Vous avez la « batterie à terre », comme on dit !

Tous ces problèmes ne sont pas uniquement causés par la diminution de sécrétion des hormones, mais aussi par de nombreux autres facteurs auxquels il faut porter une attention particulière à la soixantaine. L'alimentation[3], l'activité physique et la gestion du stress jouent un rôle majeur.

Ces facteurs doivent toujours être pris en considération, peu importe notre âge, mais méritent encore plus que l'on s'y attarde à la soixantaine. C'est pourquoi vous trouverez au chapitre 6 moult informations et conseils pour mieux gérer ces facteurs.

En revanche, si vous avez apporté les changements qui s'imposaient pour retrouver votre énergie et diminuer votre sensation de fatigue et que les symptômes persistent, il est important de consulter votre médecin, car il demeure essentiel de diagnostiquer rapidement certaines causes de fatigue telles que l'hypothyroïdie, le diabète et l'anémie (carence en fer).

Il est aussi important de s'assurer que ces symptômes ne cachent pas une dépression.

Retenez qu'il vous faut apprendre à écouter votre corps et à vous permettre des périodes de repos plus fréquentes pour mieux récupérer. Surtout, répétez-vous que vous méritez de prendre plus de temps pour vous-même sans culpabiliser !

LE MANQUE D'ESTIME DE SOI, LE SENTIMENT D'INUTILITÉ, LA SOLITUDE, LES ÉLÉMENTS DÉPRESSIFS

Sentir, aimer, souffrir, se dévouer, sera toujours le texte de la vie des femmes.
Honoré de Balzac, *Eugénie Grandet*

Bien entendu, la soixantaine amène son lot de questionnements et de remises en question.

Saviez-vous qu'après 65 ans, environ 60 % des femmes sont veuves ou célibataires ? En 2005, au Canada, les femmes représentaient près de 52 % des personnes âgées de 65 à 69 ans. (Référence : Statistique Canada.)

La solitude est certainement un sentiment qui apparaît de plus en plus souvent, au fur et à mesure que l'on avance en âge.

D'abord, les femmes vivent plus longtemps que les hommes. En 2007, votre espérance de vie se situe autour de 82 ans. De plus, avec la mondialisation, les enfants n'habitent plus forcément près de chez leurs parents comme jadis. Vous vous retrouvez donc seule, à moins d'avoir développé un réseau social étendu.

Les femmes qui se retrouvent veuves ou divorcées n'ont pas nécessairement de multiples occasions de faire de nouvelles rencontres. De plus, plusieurs conçoivent difficilement de s'engager avec un nouveau conjoint ou une nouvelle conjointe, avec l'adaptation que cela demande.

Une de mes patientes, âgée de 64 ans, me disait : « Comment voulez-vous que je rencontre quelqu'un ? Je n'ai plus le goût de sortir et je ne suis pas certaine d'avoir envie que quelqu'un d'autre laisse ses pantoufles en dessous de mon lit ! »

Il faut donc être attentive à vos sentiments. La solitude, si elle est mal vécue, peut entraîner des problèmes d'anxiété, d'angoisse ou encore des éléments dépressifs.

De plus, à la solitude s'ajoute souvent un sentiment d'inutilité[10]. La société dans laquelle nous vivons ne favorisant pas les personnes qui vieillissent, ce sentiment d'inutilité devient de plus en plus répandu. L'âge de la retraite est peut-être fixé à 65 ans, mais on a beaucoup insisté pour que les gens prennent des retraites anticipées en leur faisant miroiter la fameuse Liberté 55 !

Qu'en est-il de cette fameuse liberté ? Les retraités en profitent peut-être, mais sur le plan socio-économique, nous nous retrouvons avec des pénuries de main-d'œuvre qualifiée, notamment dans les milieux de la santé et de l'enseignement, parce qu'on a cru bon de faire prendre des retraites anticipées aux infirmières, médecins, techniciens, enseignants… On pense même maintenant à retarder l'âge de la retraite. Adieu Liberté 55 ! Bonjour Liberté 75 ! On a simplement oublié que l'expérience ne s'achète pas ! Elle n'a pas de prix !

Prenons l'exemple du domaine du show-business. Après 60 ans, les femmes n'ont plus beaucoup de chances de décrocher un rôle à la télé, au théâtre, au cinéma… ni de se voir attribuer l'animation d'une émission de radio (même si on ne les voit pas!).

Il en est de même pour tous les emplois de représentation, dans les restaurants et les bars, bref, tout ce qui implique un contact avec le public.

Il n'est pas étonnant que certaines femmes se sentent inutiles, parfois même nuisibles! Dire que dans certaines sociétés orientales, plus on est vieux, plus on est respecté, estimé et utile! Notre charmante société aurait grand intérêt à suivre cet exemple!

En plus d'un sentiment de solitude et parfois d'inutilité, il faut faire face à des pertes et des deuils. Vieillir implique plusieurs pertes de toutes sortes: atteinte du schéma corporel, diminution de la capacité physique, décès d'êtres chers, retraite, diminution du réseau social, situation financière parfois plus précaire…

Le siècle dans lequel nous vivons est tout entier obsédé par la jeunesse éternelle, l'absence de poils, la maigreur, le corps parfait, la peau sans ride ni pli.

Pourtant, les hommes ne sont pas confrontés au même regard social. Un homme avec les cheveux grisonnants ou même blancs est perçu comme viril, sage, mûr. La même couleur de cheveux sur une femme signifie la perte de sa beauté, la décrépitude, la fadeur et j'en passe…

Alors, qu'arrive-t-il à l'estime de soi? Il va sans dire qu'elle en prend parfois pour son rhume!

C'est pourquoi il faut être prudente et ne pas tout mettre sur le dos de ces chères hormones qui ne sont plus là!

Tous les éléments mentionnés précédemment peuvent avoir un impact significatif sur votre moral et causer des troubles de l'humeur qui peuvent aller jusqu'à la dépression[6].

La littérature mentionne que de 15 à 20 % des femmes présentent au moins un épisode dépressif après l'âge de 65 ans[10]! Aussi ai-je pensé vous parler de la dépression afin que vous puissiez être mieux informée des symptômes et des moyens pour éviter ce problème.

COMMENT SE MANIFESTENT LES TROUBLES DE L'HUMEUR?

Elle flotte, elle hésite; en un mot, elle est femme.
JEAN RACINE, *Athalie*

Les symptômes peuvent être très variés, allant de la fatigue à la prise ou la perte de poids, jusqu'à un grand sentiment de tristesse[2, 18, 20, 21]. Vous trouverez ci-dessous les éléments qui peuvent vous permettre de dépister un problème dépressif.

Symptômes pouvant suggérer un état dépressif :
- l'humeur dépressive ;
- la tristesse ;
- la perte ou la prise de poids ;
- la perte ou l'augmentation de l'appétit ;
- les troubles de concentration – la difficulté à prendre des décisions ;
- la perte de mémoire ;
- l'insomnie ou l'hypersomnie ;
- la perte d'intérêt ;
- la fatigue ;
- le manque d'énergie ;
- la culpabilité ou le sentiment d'inutilité ;
- le manque d'estime de soi ;
- l'anxiété ;
- les idées suicidaires ;
- la dysfonction sexuelle ;
- les douleurs physiques.

Si vous présentez plusieurs de ces symptômes, n'hésitez pas à consulter un médecin.

Comme vous pouvez le constater, vous devez vous montrer vigilante. Cependant, il existe des traitements appropriés pour diminuer les différents symptômes de la ménopause et ainsi retrouver le goût de vivre une soixantaine heureuse (voir chapitres 7 et 8).

DES TROUBLES ANXIEUX

Quelques-unes de mes patientes me disent se sentir plus anxieuses ou angoissées depuis qu'elles ont franchi la soixantaine.

Effectivement, pour plusieurs femmes, le fait de vivre seules, d'avoir une vie sociale moins remplie, d'avoir pris une retraite anticipée créent un sentiment d'insécurité, de vide ou d'ennui. Et il peut en résulter une anxiété qui est parfois difficile à contrôler.

Les symptômes d'anxiété sont variés[22]. Vous en trouverez plusieurs dans la liste qui suit. Par ailleurs, vous pourrez évaluer votre niveau de stress à l'aide d'un questionnaire que vous retrouverez au chapitre 6.

Symptômes d'anxiété les plus fréquents :
- les brûlements d'estomac (reflux gastro-œsophagien ou RGO) ;
- la perte ou l'augmentation de l'appétit ;
- les douleurs à l'estomac (gastrite) ;
- les douleurs abdominales ;

Votre tête change aussi à la soixantaine!

- l'alternance de constipation et de diarrhées;
- l'abus d'alcool ou de drogues;
- les crises de pleurs, la tristesse;
- les douleurs dans les épaules;
- les douleurs dans le bas du dos;
- les mâchoires serrées;
- la transpiration excessive;
- les mains moites;
- les extrémités froides;
- la perte de cheveux (alopécie);
- les ulcères dans la bouche (aphtes);
- les problèmes de sommeil;
- les cauchemars fréquents;
- les palpitations;
- la sensation d'oppression ou de point dans la poitrine;
- la gorge sèche;
- l'impression de boule dans la gorge;
- les crises d'anxiété;
- les maux de tête (céphalées) de tension;
- les douleurs cervicales;
- les tremblements;
- l'irritabilité;
- l'impatience;
- la colère;
- l'inquiétude;
- l'angoisse;
- la panique;
- le manque d'énergie;
- les troubles de la mémoire;
- la sensation d'agitation intérieure;
- la perte du sens de l'humour;
- les problèmes de concentration;
- la fatigue chronique;
- les problèmes cutanés (psoriasis, eczéma, démangeaisons);
- la diminution de la libido;
- les absences fréquentes du lieu de travail ou la tendance à l'isolement.

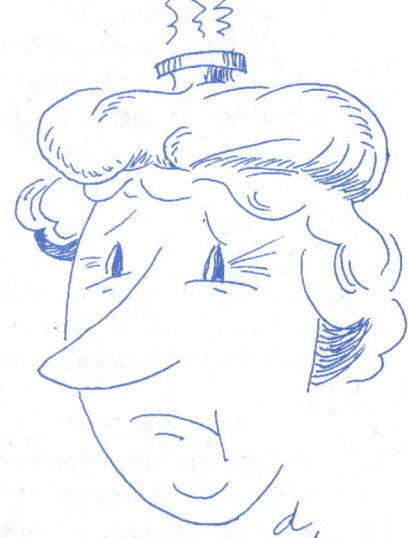

Il est important de savoir reconnaître ces symptômes et de développer des moyens pour diminuer leur intensité. Il faut aussi disposer de solutions pour mieux contrôler son anxiété. Vous trouverez des éléments de solution aux chapitres 6 et 8.

Rappelez-vous qu'une vision positive de la vie après 60 ans est un aspect capital du bien-être. Comme on le sait, la santé mentale est étroitement liée à la santé physique, et vice-versa !

Pas toujours simple de vieillir… en santé physique et mentale !

Ce qu'en pense France

1. As-tu l'impression que le cerveau en prend moins qu'avant ou qu'il se permet d'être plus sélectif ?

Certainement ! Avant, mettre du temps pour apprendre des textes… je ne connaissais pas ça. Je les lisais trois ou quatre fois et c'était parfait ! Maintenant, il faut que je mette un peu plus de temps pour les apprendre !

Le problème, c'est la concentration ! En arrêtant de fumer, j'ai eu moins de stimulation. Puis est arrivée la ménopause… alors là ! Mon cerveau doit travailler un peu plus !

Tu sais, il faut *deleter* le cerveau ! Si on aime méditer, il faut en profiter pour lâcher les pensées inutiles qui obstruent trop notre cerveau… Cela fait beaucoup de bien ! Se libérer des pensées négatives, de nos obsessions, cela rend notre disque dur plus accessible dans le moment présent !

2. On vit beaucoup de problèmes de sommeil dans la cinquantaine à cause de notre baisse d'hormones. As-tu eu ce même problème à 60 ans ?

Malheureusement, oui ! Comme je te le disais précédemment, c'est comme si on avait besoin de moins en moins de sommeil. Je crois que les hormones nous aident beaucoup à ce niveau. Moi, quand j'en ai pris, je dormais mieux.

3. Parle-moi de l'estime de soi. Comment vit-on la soixantaine dans une société qui semble attacher une si haute importance à la jeunesse éternelle ?

Ce n'est pas simple. Il faut mettre de l'énergie pour avoir une bonne estime de soi. Je côtoie très souvent des gens plus jeunes que moi au travail et je réalise que l'estime de soi n'est pas nécessairement liée à la jeunesse. À 63 ans, j'ai appris à avoir une bonne estime de moi, j'ai travaillé beaucoup là-dessus et maintenant, je me sens vraiment bien et en plein contrôle !

4. Et cette fameuse énergie qui semble parfois absente tellement on a les batteries à terre ! Toi qui en as à revendre, as-tu des conseils à nous donner pour entretenir un bon niveau d'énergie ?

Je te dirais que c'est tout un trio !

Votre tête change aussi à la soixantaine !

Je m'alimente très bien ! Je bouge régulièrement, même si j'haïs les gymnases ! Et je contrôle mon stress par la méditation, les massages, etc.

C'est vraiment pour moi une recette qui donne de très bons résultats !

5. Ne trouves-tu pas frustrant de constater que nous ne pouvons travailler au même rythme lorsque l'on avance en âge ?

Je ne le sens pas trop encore, mais oui, c'est frustrant ! Mais en même temps, ça ne sert à rien de vivre frustrée. Premièrement, parce qu'entretenir un sentiment de frustration coûte cher en énergie. Et deuxièmement, c'est une réalité contre laquelle on ne peut pas faire grand-chose. Encore une fois, on revient à l'acceptation !

Pour moi, ce que je trouve le plus difficile, c'est le manque de concentration. Plus je me frustre, moins j'en ai ! Il faut donc que je fasse plus d'efforts ! Pour le reste, je me considère chanceuse, car je ne me fatigue pas rapidement. La seule chose qui m'use, c'est le manque d'harmonie autour de moi ! Ça, ça m'épuise !

6. Es-tu étonnée de la panoplie de symptômes que nous pouvons ressentir à cause du stress ?

Je te dirais : oui et non !

Mais cela me fait réaliser combien il est important de développer ses propres moyens pour gérer les « stresseurs » de la vie ! Je sais qu'on peut être malade de stress ! Mais je tente de trouver des moyens pour être plus équilibrée, plus sereine !

Suivez-nous dans le prochain chapitre, nous allons vérifier ce qu'il nous faut surveiller lorsque l'on pense à sa santé !

RÉPONSE AU QUIZ

1. C'est le cancer le plus fréquent chez la femme. Sein
2. Une maladie que vous ne voulez pas développer. Alzheimer
3. Cette attitude est à éviter si vous voulez apprécier la vie. Négative
4. Sentiment que l'on peut ressentir au cours de sa vie. Tristesse
5. On se plaint d'en avoir moins avec l'âge. Énergie

Évidemment, c'est la SANTÉ !

Notes personnelles

Chapitre 4

Problèmes importants à prévenir dans la soixantaine

À 60 ans, que devons-nous surveiller lorsque l'on pense à notre santé ?

Testez vos connaissances

1. La première cause de mortalité chez les femmes de 60 ans et plus :
A- Cancer du sein
B- Cancer du poumon
C- Cancer du côlon
D- Maladies cardiovasculaires

2. En maintenant des habitudes alimentaires plus saines, nous pourrions diminuer de 20 % tous les cancers !
A- Vrai
B- Faux

3. Les antisudorifiques, les traumatismes aux seins et les soutiens-gorge à cerceaux peuvent causer le cancer du sein.
A- Vrai
B- Faux

4. Les radiations émises durant la mammographie peuvent causer le cancer du sein.
A- Vrai
B- Faux

5. Les femmes sont des sujets autant à risque que les hommes de développer un cancer du côlon.
A- Vrai
B- Faux

Les réponses se trouvent à la fin de ce chapitre.

Les risques de développer certaines maladies reliées à l'âge

Les causes de mortalité chez la femme, tous âges confondus, sont :
1. les maladies cardiovasculaires (cœur) ;
2. le cancer du poumon ;
3. le cancer du sein (le cancer le plus fréquent mais non le plus mortel) ;
4. le cancer du côlon et du rectum.

Par ailleurs, avec l'âge, les femmes sont plus portées à développer un diabète ou encore de l'ostéoporose, et bien sûr de l'arthrose.

Évidemment, le risque d'infections transmises sexuellement (ITS) est toujours présent si vous avez plusieurs partenaires et que ceux-ci ne portent pas de condom.

Quelques statistiques sur les causes de mortalité

Au Canada, 4 personnes sur 10 meurent d'une maladie du cœur : angine, hypertension artérielle, infarctus, accident vasculaire cérébral (AVC).

Par ailleurs, 3 personnes sur 10 meurent d'un cancer : sein, poumon, colorectal, utérus (endomètre).

Donc, 7 décès sur 10 sont attribuables à des maladies pouvant être évitées grâce à de saines habitudes de vie.

Plus de la moitié de tous les nouveaux cas de cancer du poumon et de cancer colorectal, et 45 % des cas de cancer de la prostate seront diagnostiqués chez les personnes de 70 ans ou plus. Cependant, des baisses notables de la mortalité ont été observées dans la plupart des groupes d'âge[23].

En 2006, on estimait qu'il y avait 1350 nouveaux cas de cancer du col de l'utérus et 390 décès dus à ce cancer au Canada[24].

Quant au cancer du sein, c'est le cancer le plus souvent diagnostiqué chez les femmes canadiennes, et il représente la deuxième cause de décès par cancer dans ce groupe. 29 % des femmes seront diagnostiquées après l'âge de 70 ans, et 20 % avant 50 ans. La majorité, un peu plus de 50 %, le seront entre 50 et 69 ans[24].

Mais comment prévenir tous ces problèmes ?

La prévention des maladies cardiovasculaires

Il est important de mentionner que le risque de décès par maladies cardiaques chez la femme est multiplié par quatre après la ménopause ! Il en est de même pour le taux d'accidents vasculaires cérébraux.

Jetons un coup d'œil aux facteurs de risque de maladies cardiovasculaires[16, 25].

Ceux qui sont inévitables, sur lesquels nous ne pouvons intervenir, sont :
- le vieillissement ;
- être un homme (mais cela dépend des pays) ;
- des antécédents de maladies coronariennes prématurées ;
- des antécédents d'infarctus du myocarde.

L'important est de bien connaître les facteurs de risque qui sont évitables et que l'on peut et doit modifier, soit :
- le tabagisme ;
- l'obésité ;
- la sédentarité ;
- l'hypertension artérielle ;
- le diabète ;
- l'hyperlipidémie ;
- le stress.

L'un des facteurs de risque le plus important à éliminer est sans contredit le tabagisme. Il est la principale cause du cancer du poumon et joue aussi un rôle majeur dans l'apparition des maladies cardiovasculaires et de plusieurs types de cancer.

Avec les nouvelles lois antitabac dans les lieux publics, il va sans dire que le nombre de fumeurs, tous âges et sexes confondus, a nettement diminué au cours des dernières années.

Fumer est extrêmement dommageable pour la santé de votre cœur, et le risque augmente avec le nombre de cigarettes fumées par jour.

Les femmes ont plus de difficulté à cesser de fumer parce qu'elles n'éprouvent alors plus les sensations associées au tabagisme (goût, geste de la main portée à la bouche). Elles seraient aussi plus vulnérables au rituel du tabagisme[26]. Plusieurs d'entre elles sont préoccupées par le contrôle de leur poids. Elles craignent de prendre des kilos si elles cessent de fumer, particulièrement celles qui fument 25 cigarettes ou plus par jour.

Il est vrai que cesser de fumer fait prendre du poids. La majorité des femmes engraisseront de trois à quatre kilos en moyenne. Pourquoi ? Parce que fumer une cigarette permet de brûler dix calories. Imaginez : si vous fumez un paquet de cigarettes par jour, vous brûlez sans effort 250 calories, parce que le tabac augmente votre métabolisme de base. Si vous cessez de fumer, votre métabolisme de base ralentit.

Il importe alors d'augmenter votre niveau d'activité physique afin de stimuler votre métabolisme de base et ainsi éviter de prendre trop de poids en arrêtant de fumer.

Pour modifier ce comportement néfaste, pensez surtout aux immenses bénéfices pour votre santé:
• meilleure respiration (vos poumons vont crier hourra!);
• meilleure condition cardiaque (diminution des palpitations, meilleure tolérance à l'effort);
• diminution du risque du cancer du côlon, de l'estomac, du sein, du larynx, de la gorge.

Et on ne peut s'empêcher de mentionner ces petits à-côtés de la vie qui la rendent encore plus agréable: fini l'odeur de tabac dans la maison, dans l'automobile, sur les vêtements, dans les cheveux… Fini l'haleine de tabac…
Fini les risques liés à la fumée secondaire pour les gens de votre entourage… Vous constaterez également une amélioration de l'odorat et du goût.
Si vous ou quelqu'un de votre entourage fumez, il n'est jamais trop tard pour envisager de cesser. Et si vous ne fumez pas, BRAVO! N'oubliez pas d'encourager les gens que vous aimez et qui fument à arrêter.
Nous verrons plus loin les différentes méthodes qui peuvent vous aider à mettre fin à cette habitude si malsaine pour votre santé.

LE FLÉAU DE L'AVENIR: L'OBÉSITÉ

On en parle partout dans les médias: l'obésité est le prochain fléau de notre société[27, 28]. Et malheureusement, c'est vrai! Environ 1 décès prématuré sur 10 chez les adultes canadiens âgés entre 20 et 64 ans est directement attribuable à l'embonpoint et à l'obésité!
Au Canada, en 1978-1979, 20% des gens de 50 à 64 ans et de 65 à 74 ans étaient considérés comme obèses. En 2004, ce sont 30% des gens de 50 à 64 ans et 25% de ceux entre 65 et 74 ans qui sont considérés comme obèses[29]. C'est loin d'être rassurant!
Plus particulièrement pour les femmes dans le groupe d'âge qui nous intéresse, les données de 2004 indiquent que 31% des femmes de 50 à 64 ans (1 femme sur 3) et 25% des femmes de 65 à 74 ans (1 femme sur 4) sont obèses.
Il me semble que si nous avions les données de 2007, ces taux seraient plus élevés.
Mais pourquoi grossissons-nous collectivement d'année en année? Plusieurs facteurs peuvent expliquer l'augmentation du surpoids et de l'obésité dans notre société.

Les deux principaux sont les suivants[30, 31]:
1. On bouge de moins en moins!
2. On mange de plus en plus et… de plus en plus mal!

D'autres facteurs tels que la génétique peuvent aussi être en cause, mais ils sont beaucoup moins importants et ils ne peuvent expliquer pourquoi le poids moyen de toute la population a augmenté si rapidement depuis les 25 ou 30 dernières années.

Certaines maladies et certains médicaments peuvent également causer de l'embonpoint ou de l'obésité, mais une petite proportion seulement des individus font face à ces problèmes.

Notre société « évoluée » a créé un grave problème de sédentarité. On bouge de moins en moins. L'automobile, les tracteurs à gazon, les motocyclettes, les escaliers roulants, les tapis roulants dans les aéroports, etc., ont remplacé la marche, le vélo, les tondeuses manuelles, les escaliers.

L'informatisation a aussi un grand rôle à jouer dans la diminution de la dépense énergétique. Télévision, ordinateurs, jeux vidéo sont les nouveaux loisirs qui ont remplacé les jeux et les activités sportives à l'extérieur.

Et c'est sans compter sur tout ce qui est « automatique » : les télécommandes qui nous évitent de nous lever pour changer le canal de la télévision, les toilettes dont la chasse se tire automatiquement, les robinets qui coulent tout seuls, etc.

Il est donc facile de comprendre que notre dépense énergétique baisse de plus en plus. Nous accumulons plus de calories que nous en dépensons.

Du côté de l'alimentation, notre façon de nous nourrir a aussi subi beaucoup de modifications. Ainsi, notre vie trépidante fait en sorte que nous mangeons à toute vitesse, pas nécessairement à des heures régulières et de plus en plus à l'extérieur. Nous prenons de moins en moins de temps pour cuisiner à la maison parce que tout concilier (travail, famille, loisirs) devient de plus en plus difficile.

Il faut mentionner que la publicité joue un rôle considérable dans notre façon de nous alimenter. La quantité de nouveaux produits sur le marché et l'utilisation des médias pour promouvoir ceux-ci influencent beaucoup notre alimentation.

Qui plus est, nous mangeons trop et parfois très mal ! Trop en fonction de ce que nous dépensons dans une journée, et mal parce que souvent, par manque de temps, nous achetons des repas préparés à l'avance sans savoir ce qu'ils contiennent. Ou bien nous mangeons au restaurant, sachant que nous risquons de manger plus gras et plus sucré. Les restaurants dits rapides pullulent, autant dans les grandes villes que dans les plus petites municipalités. Et qui dit alimentation rapide dit aliments raffinés, riches en sucres et en gras et pauvres en fibres.

Une faible consommation de fruits et de légumes est un facteur important dans la prise de poids pouvant conduire à l'obésité.

Le dernier facteur et non le moindre : la valorisation par notre société du corps le plus mince possible comme canon de beauté. Ainsi, de nombreuses femmes ont essayé et essaient encore de multiples régimes pour tenter de se rapprocher de ce que véhiculent nos médias, soit la jeunesse éternelle et le corps parfait. Il s'ensuit que les femmes, pour la plupart, perdent du poids et le reprennent aussitôt, et en reprennent parfois même plus que ce qu'elles ont réussi à perdre.

Perdre du poids à 60 ans n'est pas chose facile. Déjà, votre métabolisme ralentit, votre masse musculaire diminue, et même si vous mangez normalement, si vous ne bougez pas plus qu'avant, vous allez prendre du poids.

Imaginez maintenant que vous décidiez de suivre une méthode amaigrissante trop stricte… Vous allez peut-être perdre du poids, mais aussi de la masse musculaire, donc subir encore un ralentissement de votre métabolisme. L'organisme percevra cette privation comme une agression et se remettra en mode de protection : les calories ingérées vont être entreposées sous forme de graisses. Et d'un régime à l'autre, l'organisme se défendra encore plus vigoureusement contre ces pertes de poids rapides, de sorte que plusieurs femmes en viennent à ne plus perdre de poids et à culpabiliser en pensant que c'est dû à leur manque de volonté !

Il est nettement préférable de s'alimenter convenablement et de bouger régulièrement (voir chapitre 6).

Le but à atteindre est d'éviter de reprendre du poids ! Si tel était l'objectif de la population québécoise, on résoudrait une bonne partie du problème de l'embonpoint et de l'obésité.

En 2007, on accorde beaucoup d'importance à la mesure du tour de taille, qui est fort révélateur des problèmes de santé découlant du fait d'être obèse, dont, particulièrement, le diabète de type 2[32].

Actuellement, les mesures du tour de taille visées au Canada sont :
• < 102 cm pour les hommes ;
• < 88 cm pour les femmes en Amérique du Nord. En Asie, on parle d'un tour de taille pour les femmes de 80 cm et moins.

Si vous avez un tour de taille supérieur à 88 cm, il est important d'analyser les comportements que vous pouvez modifier afin de diminuer vos risques de développer des problèmes de diabète, d'hyperlipidémie, d'hypertension artérielle, etc.

Fait encourageant : Si vous avez un tour de taille trop grand, le fait de le diminuer de 1 ou 2 cm seulement vous permet déjà d'obtenir des bénéfices pour votre santé !

L'HYPERTENSION ARTÉRIELLE (HTA)

L'HTA est un facteur de risque indépendant en ce qui concerne les maladies cardiovasculaires (MCV) chez la femme. Elle est un tueur silencieux ! Bien avant l'apparition des symptômes, nous pouvons présenter une tension artérielle (TA), ou pression, beaucoup trop élevée. C'est pourquoi il est important de faire vérifier votre tension artérielle de temps en temps, surtout si vous avez des antécédents familiaux d'hypertension artérielle.

L'HTA augmente avec l'âge. Ainsi, 33 % des femmes canadiennes font de l'HTA après 65 ans[33].

De plus, l'HTA multiplie par trois le risque de crise cardiaque, et par deux celui d'accidents vasculaires cérébraux.

L'HYPERLIPIDÉMIE (OU CHOLESTÉROL ÉLEVÉ)

C'est aussi un important facteur de risque de MCV. Il dépend de votre hérédité, mais aussi de ce que vous mangez et de la quantité d'exercice physique que vous faites. Comme on l'a vu, vos taux de triglycérides et de cholestérol ont tendance à augmenter après la ménopause.

LE DIABÈTE

À cause de l'obésité et du surpoids, on prévoit que le nombre de personnes atteintes de diabète de type 2 passera de 125 millions en 1988 à 250 millions en 2020.

Le diabète est une maladie chronique dont il faut se méfier. C'est aussi une maladie asymptomatique au début, mais qui peut causer beaucoup de torts à notre organisme. Le fait d'être diabétique augmente de façon importante les taux de mortalité et de morbidité reliés aux MCV chez les femmes. Celles-ci sont plus exposées aux problèmes coronariens que les femmes non diabétiques (3 à 7 fois plus de risques de crise cardiaque et un risque beaucoup plus grand d'accidents vasculaires cérébraux).

Le diabète sucré (diabète de type 2) est associé à l'obésité, à la sédentarité et au faible niveau socio-économique.

L'ALIMENTATION

Nous traiterons de l'alimentation de façon plus exhaustive au chapitre 6. Or, il est crucial de mentionner à ce stade-ci que ce que vous mangez est directement lié aux problèmes cardiaques que vous allez développer. Comme je le dis souvent à mes patientes, votre corps est une machine extraordinaire, il faut donc bien l'entretenir et éviter de lui donner n'importe quoi. Sinon, il fonctionnera évidemment beaucoup moins bien.

Certaines personnes s'occupent mieux de leur automobile que de leur propre corps, c'est peu dire !

L'ACTIVITÉ PHYSIQUE

On sait que les personnes actives physiquement sont habituellement en meilleure santé et ont plus de chances de le demeurer longtemps! Statistique Canada nous apprend que les personnes actives physiquement sont moins sensibles à plusieurs problèmes de santé chroniques et à des problèmes affectifs.

Au début de l'humanité, les hommes et les femmes devaient bouger pour survivre. Et l'évolution de l'homme, avec les nouvelles technologies et la mondialisation, fait que vous devez vous remettre à bouger, si vous voulez que votre santé se maintienne le plus longtemps possible.

Les statistiques sont très claires: on bouge de moins en moins! Et on est assis devant notre téléviseur de plus en plus.

Jetons un coup d'œil aux chiffres:
En 2003, 53 % des femmes âgées de 55 à 64 ans et 58 % de celles âgées de 65 à 74 ans sont inactives. Ce qui signifie que 1 femme sur 2 est inactive dans la soixantaine. Alors que tous s'entendent à dire que l'activité physique est essentielle pour vieillir en santé!

D'ailleurs, on sait que les femmes inactives courent 2 fois plus de risques de mourir d'une maladie cardiaque ou d'un accident vasculaire cérébral que les femmes actives.

L'ALCOOL

Si vous ne prenez pas d'alcool, ne commencez pas! C'est ce que je répète souvent à mes patientes. Mais, comme on le sait, les habitudes de consommation d'alcool ont beaucoup changé depuis les 20 dernières années. Nous avons appris à apprécier le fait de prendre un verre de vin en mangeant.

Donc, si vous en consommez, il faut le faire avec modération. Eh oui, la modération a bien meilleur goût!

Les recommandations actuelles lorsque l'on parle d'une consommation modérée d'alcool sont les suivantes:
• 1 verre par jour (max. 9 verres par semaine) pour une femme;
• 2 verres par jour (max. 14 verres par semaine) pour un homme.

Mais, me direz-vous, pourquoi ne pouvons-nous pas en consommer autant que les hommes?

Il semblerait que la concentration sanguine en alcool s'accroît plus vite chez les femmes, autrement dit que l'alcool demeure plus longtemps dans l'organisme. Une des raisons serait que le contenu en eau de notre corps est moins grand que celui du corps d'un homme. Et nous aurions aussi un taux moins élevé d'une certaine enzyme dans l'estomac, enzyme qui permet de métaboliser l'alcool avant qu'il entre dans le sang.

Plusieurs études ont été réalisées sur les bienfaits de la consommation modérée d'alcool. Il semble que l'alcool diminuerait le risque de MCAS (maladie coronarienne athérosclérotique) en augmentant le taux de bon cholestérol (HDL) et aiderait à rendre le sang plus clair.

Mais je le répète, ce n'est pas une raison pour commencer à consommer de l'alcool! Il vaut mieux avoir de bonnes habitudes de vie, telles que manger sainement, bouger régulièrement et ne pas fumer.

LE CANCER DU POUMON

Les données de 2006 nous rapportent que le cancer du poumon est probablement la cause la plus répandue de décès par cancer chez la femme. On mentionne que 1 femme sur 17 sera atteinte de cette maladie au Canada et que 1 femme sur 20 en mourra[24].

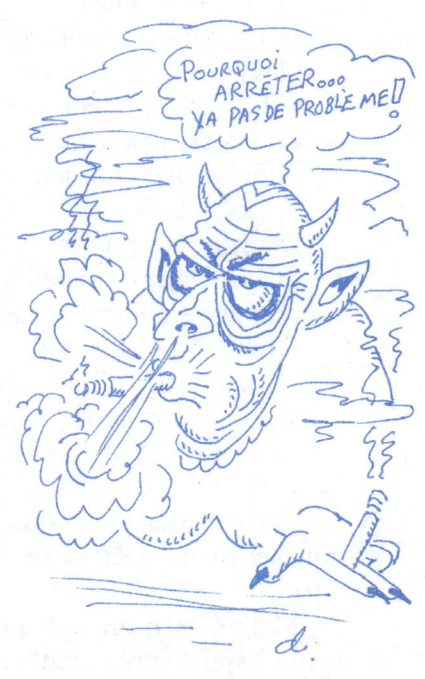

La principale cause du cancer du poumon est le tabac à presque 90 %, que vous soyez fumeuse ou exposée à la fumée. Les 10 % restants sont attribuables à des maladies que l'on qualifie d'occupationnelles, telles le travail dans les mines et l'exposition au radon*, gaz que l'on retrouve de moins en moins dans les maisons.

Les moyens de prévention sont simples: il s'agit de cesser de fumer et d'éviter de s'exposer à de la fumée secondaire. Le fait de cesser de fumer, sur une période de 10 ans, réduit votre risque de 50 % de développer un cancer du poumon. On recommande aussi d'augmenter la consommation de fruits et de légumes verts feuillus.

Il va sans dire que le fait de bien oxygéner vos poumons par l'exercice est aussi un facteur aidant.

> **À RETENIR**
>
> 70 % des cas de cancer seraient reliés directement à notre mode de vie: alimentation, tabagisme, sédentarité, obésité, alcool et drogues.
> Et 30 % des cas de cancer seraient reliés directement à la nature des aliments que l'on mange!

---

* Pour plus d'information sur le radon, allez sur le site de Santé Canada: http://www.hc-sc.gc.ca/iyh-vsv/environ/radon_f.html (consulté le 9 septembre 2007).

LE CANCER DU SEIN

Comme je le mentionnais précédemment, le cancer du sein est le cancer le plus fréquent chez la femme, mais il n'est pas le plus mortel. On dit que 1 femme sur 9 aura un cancer du sein au cours de sa vie, tandis que 1 femme sur 27 en mourra[24]. Même si le risque augmente avec l'âge, une femme a une chance sur 32 de développer un cancer du sein entre 60 et 70 ans.

Les causes du cancer du sein sont inconnues, mais on identifie quelques facteurs de risque[34]. Jetez un coup d'œil à ce qui suit.

Les facteurs de risque du cancer du sein les plus importants sont :
• être une femme ;
• l'âge : plus on vieillit, plus on est à risque de développer un cancer du sein ;
• les antécédents personnels de cancer du sein ;
• l'histoire familiale positive pour le cancer du sein chez des parents du premier degré (mère ou sœur) avant la ménopause ;
• une biopsie antérieure avec atypies.

D'autres facteurs de risque sont mentionnés dans la littérature, mais sont considérés comme un peu moins importants, soit :
• un traitement par irradiation locale pour cancer ;
• un premier enfant après l'âge de 30 ans ;
• le fait de n'avoir pas eu d'enfants ;
• des menstruations précoces (avant l'âge de 12 ans) ;
• une ménopause tardive (après l'âge de 55 ans).

Certains documents mentionnent que l'obésité après la ménopause pourrait devenir un facteur de risque de cancer du sein, car les femmes obèses se retrouvent avec des taux d'œstrogènes plus élevés.

Malgré cela, on sait que 75 % des cancers du sein surviennent chez des femmes qui ne présentent aucun facteur de risque. Fait encourageant : le taux de survie s'élève à 70 %.

Le meilleur moyen pour prévenir le cancer du sein est le dépistage.

Quels sont ces moyens de dépistage ?
• la mammographie de dépistage ;
• l'examen clinique des seins.

Au Québec, depuis 1998, il existe un programme de dépistage du cancer du sein (PQDCS). Ce programme s'adresse à toutes les femmes âgées de 50 à 69 ans. Il leur permet de passer une mammographie de dépistage tous les deux ans.

Les avantages[34] de participer au PQDCS sont :
- l'assurance d'un programme de qualité, évalué régulièrement ;
- la réception par la poste de votre lettre d'invitation tous les deux ans, ainsi que d'une lettre de rappel pour la prise de rendez-vous ;
- la réception par la poste des résultats de votre mammographie ;
- la possibilité d'un suivi psychosocial si vous le désirez ;
- l'accès à des services prodigués par des professionnels ayant reçu une formation particulière et de grande qualité.

De plus, vous avez accès à des rendez-vous rapides, si des examens complémentaires à votre mammographie sont nécessaires.

Il va sans dire que ce programme ne remplace pas votre médecin de famille. D'ailleurs, si vous êtes considérée à risque de développer un cancer du sein, il se peut que votre médecin de famille ou votre gynécologue préfère que vous passiez une mammographie tous les ans.

L'examen clinique des seins, qui complète la mammographie, est aussi un très bon moyen de dépistage.

Il est important de rappeler que la mammographie ne détecte pas tous les types de cancer. C'est pourquoi il est important de compléter votre dépistage par un examen clinique des seins fait par votre médecin de famille, votre gynécologue ou tout autre professionnel de la santé formé pour procéder à un examen de qualité.

> **À RETENIR**
> L'auto-examen des seins n'est pas une méthode de dépistage. Jusqu'à maintenant, nous n'avons aucune preuve que l'auto-examen des seins soit efficace pour diminuer la mortalité par cancer du sein.

Vous devez passer un examen clinique des seins chaque année.

Il faut donc peser les avantages et les inconvénients de cette pratique. Ainsi, pour qu'il soit vraiment efficace, il faut le faire chaque mois, sensiblement au même moment dans le mois, à la même période dans la journée. Pourquoi ? Simplement parce que la texture de votre sein change selon la prise d'hormones, le stress, etc. De plus, il faut avoir été bien entraînée à faire cet examen.

Si vous ne remplissez pas ces critères, il est préférable de ne pas procéder à cet auto-examen. Vous risquez de détecter des « bosses » qui finalement n'en sont pas, et qui nécessiteront des investigations supplémentaires susceptibles de vous apporter plus d'inconvénients que d'avantages, et ce, sans compter l'anxiété que cela peut générer.

Si vous désirez apprendre à faire l'auto-examen des seins, parlez-en à votre médecin ou à un autre professionnel formé pour vous l'enseigner !

Le cancer colorectal

Les statistiques canadiennes de 2006 sur le cancer nous apprennent que 1 femme sur 16 au Canada est atteinte du cancer du côlon et que 1 femme sur 31 en mourra[24]. Il va sans dire que nous voyons une augmentation du cancer du côlon chez les femmes après la ménopause.

Regardons les facteurs de risque du cancer colorectal[35]. Les plus connus sont :
- l'âge ;
- les antécédents familiaux de cancer du côlon ou de polypes à l'intestin (15 à 20 % des cas) ;
- une histoire de polypose adénomateuse familiale (maladie héréditaire rare se caractérisant par de nombreux polypes au niveau de l'intestin) (1 % des cas) ;
- les antécédents personnels de maladies inflammatoires intestinales (maladie de Crohn ou colite ulcéreuse) ;
- une alimentation riche en gras saturés, faible en fruits et légumes et pauvre en fibres (selon la plupart des études épidémiologiques) ;
- l'obésité et la sédentarité ;
- le tabagisme.

Il est important de subir un dépistage du cancer du côlon après l'âge de 50 ans, donc encore plus à partir de 60 ans.

En quoi consiste ce dépistage ?

Votre médecin devra effectuer une recherche de sang dans vos selles (hémocult) tous les ans ou aux deux ans.

Si ce test est positif, vous devrez alors subir une sigmoïdoscopie tous les cinq ans. Cet examen se fait au moyen d'un appareil muni d'un écran permettant de visualiser directement le côlon.

Prenez le temps d'en discuter avec votre médecin de famille.

La prévention commence par une saine alimentation, une bonne condition physique et une visite annuelle chez votre médecin de famille.

Le cancer du col de l'utérus

Le cancer du col est aussi un cancer pour lequel nous avons un excellent moyen de dépistage, soit le test Pap ou, si vous préférez, la cytologie vaginale et cervicale. Il n'y a pas de programme de dépistage bien établi au Québec, mais depuis l'utilisation du test Pap, nous avons vu une nette diminution de la mortalité attribuable au cancer du col.

Les facteurs de risque pour le cancer du col sont :
• avoir de multiples partenaires sexuels ;
• avoir un partenaire qui a de multiples partenaires sexuels ;
• avoir un historique de maladies transmissibles sexuellement ;
• avoir ses premières relations sexuelles à un âge précoce ;
• le tabagisme.

Le responsable du cancer du col est le virus du papillome humain (VPH) qui est transmissible sexuellement.

Vous avez probablement entendu parler du vaccin qui existe actuellement sur le marché pour contrer cette infection. Ce dernier est cependant réservé aux jeunes femmes âgées entre 9 et 26 ans. Pour les autres tranches d'âge, il n'existe pas de vaccin reconnu qui soit efficace.

Le seul moyen de prévention du VPH, si vous avez plusieurs partenaires sexuels, est l'utilisation du condom.

Les recommandations pour le dépistage du cancer du col s'adressent à toutes les femmes actives sexuellement et qui ont encore leur col de l'utérus, et ce, jusqu'à 69 ans.

Un test Pap est effectué chaque année pendant deux années consécutives. Si vous n'avez aucun facteur de risque et que vos résultats se révèlent chaque fois négatifs, on peut alors espacer votre cytologie aux trois ans. Cependant, si vous changez de partenaire, il faut alors reprendre le cycle de deux ans avant d'espacer de nouveau vos cytologies aux trois ans.

Pour les femmes qui ont subi une hystérectomie totale, le dépistage n'est pas nécessaire puisqu'il n'y a plus de col. Cependant, un frottis vaginal peut être indiqué si un cancer de l'utérus a entraîné le recours à l'hystérectomie.

CE QU'EN PENSE FRANCE

Ici, chères lectrices, je jouerai mon rôle de médecin de famille auprès de France. Nous verrons bien si elle emploie les bons moyens pour prendre soin de sa santé.

1. a) Quand as-tu passé ta dernière mammographie ?
L'an dernier. J'en passe une tous les deux ans.

b) Et ton dernier examen clinique des seins par ton médecin de famille ?
Je le fais tous les deux ans, mais si j'ai bien compris, je devrais en avoir un chaque année ?...

2. As-tu trouvé la mammographie très douloureuse ?

Tu veux une vraie réponse ?

Je te dirais : pas très douloureuse, mais pas très agréable ! Disons qu'il y a des choses plus agréables, mais… c'est important ! J'ai de gros seins… hein ?

3. À quand remonte ton dernier test Pap (cytologie vaginale) ?

Il me semble que j'ai fait le grand *tune-up* l'année dernière ! Je fais cela tous les deux ans.

Vraiment, je suis pas mal fière de toi. Regardons autre chose !
4. Fais-tu de l'activité physique régulièrement ?

Oh ! oui ! Et je ne pourrais pas m'en passer !

5. Connais-tu tes taux de bon et de mauvais cholestérol ?

Je ne connais pas les chiffres, mais mon médecin de famille m'a dit que tout était beau et que mon bon cholestérol était au-dessus de la moyenne. Je te le dis : la fille est presque parfaite !

6. Et ton taux de sucre (glycémie) ?

Il est normal ! Yeah !

7. As-tu fait prendre ta pression artérielle dernièrement ?

Oui ! Tu vois comme je suis pas pire ! Elle est normale. Tu ne le sais pas, mais j'ai un cœur d'athlète !

Eh bien, ma chère France, je ne peux que te féliciter et encourager toutes celles qui nous lisent à faire comme toi ! Il est important de prendre sa santé en main !

RÉPONSES AU QUIZ

1. La première cause de mortalité chez les femmes de 60 ans et plus est :
D- Maladies cardiovasculaires

2. En adoptant de meilleures habitudes alimentaires, nous pourrions diminuer de 20 % tous les cancers !
A- Vrai

3. Les antisudorifiques, les traumatismes aux seins et les soutiens-gorge à cerceaux peuvent causer le cancer du sein.
B- Faux

4. Les radiations émises durant la mammographie peuvent causer le cancer du sein.
B- Faux

5. Les femmes sont des sujets autant à risque que les hommes de développer un cancer du côlon.
A- Vrai

Notes personnelles

Chapitre 5

Ostéoporose et ostéoarthrite

> ### TESTEZ VOS CONNAISSANCES
>
> 1. À partir de 60 ans, je risque plus de me fracturer la hanche que le poignet.
> A- Vrai
> B- Faux
>
> 2. L'ostéoarthrite touche surtout les articulations de la cheville et des doigts de pied, sauf celles du gros orteil.
> A- Vrai
> B- Faux
>
> 3. Une femme sur quatre souffrira d'ostéoporose au cours de sa vie.
> A- Vrai
> B- Faux
>
> 4. Fumer augmente le risque de fracture après 60 ans.
> A- Vrai
> B- Faux
>
> Les réponses se trouvent à la fin de ce chapitre.

L'OSTÉOPOROSE

Dans le livre *Être femme à 50 ans*, je vous ai parlé longuement de la problématique de l'ostéoporose avec l'arrivée de la ménopause. Mais je crois qu'il est essentiel d'en reparler ici, car l'ostéoporose ne s'arrête pas à 60 ans… malheureusement !

L'ostéoporose est une maladie silencieuse qui se définit par une réduction importante de la masse osseuse, donc par une diminution de la qualité des os et de leur architecture. Il en résulte une augmentation de la fragilité de l'os et, par conséquent, un risque de fracture plus élevé. Les os deviennent plus poreux, plus fragiles.

Comme je le mentionnais dans le chapitre 2, dès la mi-trentaine, vous commencez à perdre de la masse osseuse. La perte peut aller de 2 à 5 % par année durant les 5 à 10 années suivant la ménopause, étant donné la diminution du taux d'œstrogènes.

Vous verrez dans l'image ci-dessous la diminution de la masse osseuse selon l'âge.

PERTE OSSEUSE AVEC L'ÂGE[36]

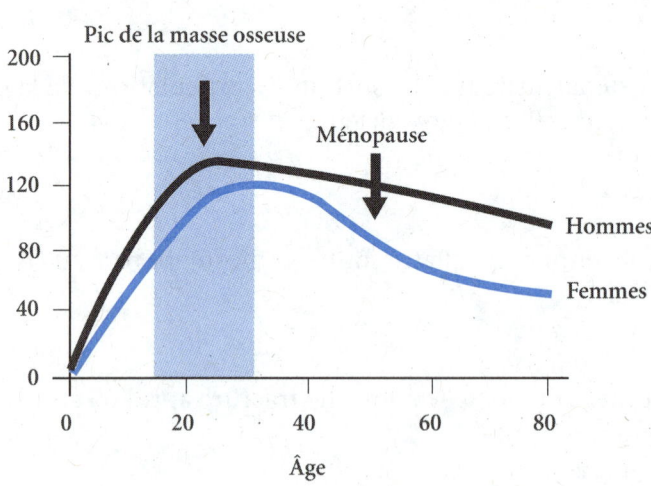

Rappelez-vous qu'une femme sur quatre souffrira d'ostéoporose au cours de sa vie. Et le risque de fracture augmente avec l'âge. Ainsi, nous avons vu qu'à 50 ans, le risque de fracture est de 40 %. À 60 ans, mesdames, ce risque augmente à 56 %. Vous comprenez l'importance de vous préoccuper de vos os !

Les hommes oublient qu'ils peuvent aussi être à risque. Passez le mot ! Dites-leur qu'un homme sur huit souffrira d'ostéoporose.

Voici les facteurs de risque majeurs de développer une ostéoporose, selon la Société canadienne d'ostéoporose[37] :
- être âgée de plus de 65 ans ;
- avoir des antécédents familiaux de fracture ostéoporotique, particulièrement s'il y a eu une fracture de la hanche chez la mère ;
- avoir eu soi-même une fracture de fragilisation avant 40 ans (fracture survenue sans impact ni chute) ;
- avoir un antécédent personnel de fracture vertébrale par tassement (perte de taille d'environ 2 cm accompagnée d'une impression de « raccourcir ») ;
- avoir subi un traitement avec des stéroïdes d'une durée supérieure à trois mois ;
- souffrir du syndrome de malabsorption, problème causé par une maladie inflammatoire du tube digestif, comme la maladie de Crohn, ou une colite ulcéreuse ;
- souffrir d'hyperparathyroïdie primaire (problème de sécrétion trop importante de la parathyroïde, qui altère la densité osseuse) ;
- avoir une propension aux chutes ;
- être atteinte d'ostéopénie (amincissement des os) apparente à la radiographie ;
- avoir atteint précocement la ménopause (avant l'âge de 45 ans) ;
- souffrir d'hypogonadisme.

Il existe aussi des facteurs de risque mineurs, mais qui doivent aussi être pris en considération :
- la polyarthrite rhumatoïde ;
- des antécédents d'hyperthyroïdie clinique ;
- la prise d'anticonvulsifs (traitement pour l'épilepsie, entre autres) pendant une longue période ;
- un poids inférieur à 57 kilos (125 livres) (2 fois plus de risques de fracture) ;
- la perte de poids supérieure à 10 % du poids atteint à l'âge de 25 ans ;
- le tabagisme (augmentation du risque de fracture de 17 % à partir de 60 ans) ;
- la consommation excessive d'alcool (risque de chutes plus grand) ;
- la consommation excessive de caféine (plus de 4 tasses de café ou de cola par jour) ;
- la sédentarité ;
- un faible apport alimentaire en calcium ;
- l'héparinothérapie prolongée (pour les gens qui ont besoin d'avoir le sang plus clair).

Quels sont les os qui se brisent le plus ?

À partir de 50 ans, les fractures vertébrales sont plus fréquentes. Lorsque l'on franchit le cap des 60 ans, s'ajoute aux fractures vertébrales le risque, grandissant avec l'âge, de fractures du poignet. Finalement, vers 70-75 ans, le risque de fracture de la hanche s'installe.

L'évolution de l'ostéoporose, si aucune mesure n'est prise pour en contrer le développement, peut transformer assez rapidement notre apparence et réduire notre qualité de vie. Vous comprendrez pourquoi beaucoup de femmes deviennent courbées avec l'âge.

Pour vous donner une idée de l'importance de prendre soin de vos os, retenez que 90 % des fractures vertébrales et de la hanche (données relevées au Canada) sont attribuables à l'ostéoporose et que ces fractures causent plus de décès que les cancers du sein et de l'ovaire réunis !

Puis-je prévenir ce problème qu'est l'ostéoporose[3, 16, 37] ?

Eh bien, oui ! Si vous jetez un coup d'œil aux facteurs de risque que nous avons identifiés précédemment, vous verrez que plusieurs moyens relativement simples peuvent être utilisés pour retarder la diminution de votre masse osseuse.

Suggestion 1 : Consommez plus souvent des aliments contenant du calcium et de la vitamine D.

On sait que la diète canadienne est insuffisante en calcium (apport quotidien d'environ 500 mg). On recommande de consommer entre 1000 et 1500 mg de calcium par jour, selon que l'on prend des hormones synthétiques ou non. Mais pour que le calcium soit absorbé par vos os, vous avez aussi besoin de vitamine D en quantité suffisante, soit autour de 800 unités internationales (UI) par jour.

Le lait et les boissons de soya enrichies demeurent les meilleurs aliments, car ils comprennent les deux, du calcium et de la vitamine D. En consommant par exemple deux verres de lait par jour (environ 300 ml par verre), vous vous rapprochez de l'apport quotidien recommandé. Inutile de vous rappeler qu'il est préférable de consommer du lait contenant 2 % de matières grasses ou moins.

Les fromages et yogourts contiennent aussi une bonne quantité de calcium, mais la plupart ne contiennent pas de vitamine D qui, je vous le rappelle, aide à l'absorption du calcium. À titre d'information, la vitamine D augmente de 30 à 80 % l'absorption du calcium.

Si vous n'aimez pas les produits laitiers ou si vous avez de la difficulté à les digérer, il existe maintenant sur le marché des produits enrichis de calcium, telles certaines boissons de soya et de jus d'orange. Le Lactaid contient aussi une bonne quantité de calcium par portion.

On retrouve par ailleurs du calcium dans certains fruits et légumes, dans des produits céréaliers, dans les œufs, dans les sardines, dans le saumon en conserve (avec les arêtes) et dans le tofu.

Comme vous pouvez le constater, il est assez facile d'augmenter votre consommation quotidienne de calcium sans nécessairement avoir besoin de suppléments achetés sous forme de pilules.

Mais restez prudente! Étant donné que plusieurs aliments ont été enrichis de calcium, il faut vous assurer de la quantité que vous consommez afin d'éviter de surcharger votre organisme, car trop de calcium peut occasionner des problèmes rénaux.

En ce qui concerne la vitamine D, votre organisme en produit lorsque votre peau est exposée aux rayons du soleil. On recommande une exposition de 20 minutes, 3 fois par semaine. Donc, le fameux slogan de Kino-Québec a toujours sa place et s'applique à tout le monde, quel que soit l'âge: «Allons jouer dehors!» Mais comme il vous faut appliquer de la crème solaire pour vous protéger des rayons du soleil, et que ce cher soleil est moins puissant durant les mois d'octobre à mars, votre organisme ne fabrique pas assez de vitamine D. C'est pourquoi votre alimentation doit en contenir.

S'il vous est impossible d'inclure dans votre alimentation la quantité de calcium et de vitamine D nécessaires à votre organisme, il existe des suppléments qui vous permettront de protéger vos os malgré tout.

Ces suppléments contiennent de 500 à 600 mg de calcium et de 400 à 600 UI de vitamine D par dose, selon la marque choisie. Le calcium est offert sous formes de comprimés à avaler, de comprimés à croquer ou à mâcher, de pastilles effervescentes et, sous forme liquide. Choisissez ce qui vous convient le mieux!

Suggestion 2: Mangez de 6 à 10 portions de fruits et légumes par jour.

Les fruits et légumes, comme nous le verrons dans le prochain chapitre, ne contiennent que de bons éléments nutritifs pour votre santé. Ceux-ci apportent, en plus du calcium, des vitamines et des minéraux utiles à la qualité de vos os.

Ainsi, choisissez de préférence les légumes vert foncé et oranges, ainsi que les agrumes. Ils sont riches en fibres, en antioxydants, en vitamines, et faibles en calories. Pensez aux épinards, aux haricots, aux légumes crucifères (brocoli, chou-fleur...), aux fruits secs!

Suggestion 3: Bougez régulièrement!

On le mentionne partout! L'activité physique est essentielle pour le maintien d'une bonne musculature et pour la qualité de vos os!

Choisissez une activité qui vous plaît. Nous aborderons cela plus en profondeur au chapitre suivant, mais rappelez-vous ceci: le plaisir doit être au rendez-vous.

Optez pour quelque chose qui vous plaît vraiment! Il faut aussi choisir des activités que supporte votre corps: marche, tennis, jogging, vélo, danse, patinage... Empruntez plus souvent les escaliers, plutôt que de recourir à l'ascenseur.

La marche est un excellent moyen pour se protéger contre l'ostéoporose. Essayez de marcher 30 minutes par jour, et ce, le plus souvent possible!

L'entraînement avec des charges (poids, élastiques, appareils d'exercice) qui permettent de renforcer vos muscles peuvent aussi aider à la qualité de vos os.

Suggestion 4 : Attention à votre consommation de protéines et de sel.

Si vous consommez trop de sel, celui-ci nuit à l'absorption du calcium en augmentant son élimination par l'urine. Attention, donc, aux produits tels la sauce soya, les charcuteries, les soupes en conserve, les poissons fumés...

Il en est de même si vous consommez trop de protéines. On suggère de prendre entre 60 et 80 mg par jour de protéines.

Suggestion 5 : Diminuez votre consommation de café, s'il y a lieu : 2 cafés par jour suffisent.

Suggestion 6 : Consommez l'alcool modérément : 1 à 2 verres par jour ou un maximum de 9 verres par semaine sont recommandés.

Suggestion 7 : Évidemment, cessez de fumer, s'il y a lieu!

Suggestion 8 : Consommez des aliments riches en phytoestrogènes.

Les femmes asiatiques sont moins sujettes à l'ostéoporose et aux fractures. Les chercheurs attribuent cela au fait qu'elles consomment jusqu'à 200 mg par jour d'aliments riches en phytoestrogènes. Il faut vous rappeler que la concentration la plus élevée en phytoestrogènes se retrouve dans les fèves de soya. Je vous suggère de vous rendre au chapitre 8 pour en savoir plus sur les phytoestrogènes.

COMMENT SAVOIR SI JE FAIS DE L'OSTÉOPOROSE?

Le meilleur moyen pour mesurer la masse osseuse est l'ostéodensitométrie (DEXA)[6, 9, 37]. On mesure ainsi la densité osseuse de votre colonne vertébrale et de vos hanches.

Il est recommandé de procéder à la mesure de la densité minérale osseuse (DMO) chez toutes les femmes ménopausées et les hommes âgés de plus de 50 ans présentant un facteur de risque majeur ou deux facteurs de risque mineurs (voir les listes plus haut).

Les résultats vous donnent une mesure sous forme de score T[6,16,38]. On considère une masse osseuse normale lorsque le score T est égal à 1 (voir le tableau ci-dessous).

Si votre score se situe entre +1 et -1, cela signifie que vous ne souffrez pas d'ostéoporose et que votre risque de fracture est très faible.

Si ce score se situe entre -1 et -2,5, cela signifie que vous souffrez d'ostéopénie, donc que vous êtes exposée à un risque un peu plus élevé de fracture.

Si votre score se situe au-dessous de -2,5, vous souffrez d'ostéoporose et votre risque de fracture est élevé.

Enfin, si vous avez déjà eu une fracture dite de fragilisation, donc sans avoir fait de chute importante, peu importe votre score T, vous êtes considérée comme ayant une ostéoporose sévère et avez beaucoup plus de risques de vous fracturer un os.

SIGNIFICATION DU SCORE T

Score T	Résultat de l'ostéodensitométrie
-1 et plus	Normal
Entre -1 et -2,5	Ostéopénie
-2,5 et moins	Ostéoporose
-2,5 et moins avec une fracture de fragilisation (poignet, vertèbre, hanche)	Ostéoporose sévère

LES TRAITEMENTS DE L'OSTÉOPOROSE[16, 37]

Nous avons vu comment prévenir l'ostéoporose. Regardons maintenant quels sont les choix qui vous sont offerts si vous souffrez d'ostéoporose.

Nous allons discuter ici des indications des traitements suivants :
• l'hormonothérapie avec œstrogènes et progestérone ;
• les biphosphonates ;
• le raloxifène ;
• le calcium et la vitamine D ;
• l'activité physique ;

- la calcitonine (Miacalcin);
- le parathormone (Forteo).

L'hormonothérapie

Vous serez peut-être étonnée que je vous parle d'hormonothérapie, alors que nous avons déjà dit qu'il est recommandé de ne prendre des hormones synthétiques que si vous souffrez de symptômes qui affectent beaucoup votre qualité de vie. Vous avez raison!

Mais il est important de mentionner que la prise d'hormones réduit, encore aujourd'hui, les risques d'ostéoporose. Ainsi, si vous prenez des hormones pour atténuer vos symptômes, vous bénéficiez en même temps d'un effet positif pour prévenir l'ostéoporose.

Vous trouverez au chapitre 7 une liste des différentes hormones disponibles sur le marché, de même que leur posologie.

Les biphosphonates

Les biphosphonates sont les médicaments de premier choix pour prévenir et traiter l'ostéoporose. Actuellement, il en existe cinq sur le marché: alendronate (Fosamax), alendronate plus vitamine D (Fosamavance), résidronate (Actonel), résidronate plus calcium (Actonel Plus Calcium) et étidronate (Didrocal). Ce dernier est cependant de moins en moins utilisé.

L'alendronate et le résidronate ont prouvé leur efficacité dans la prévention et le traitement de l'ostéoporose. Ces médicaments sont sur le marché depuis plusieurs années. Ils peuvent être pris tous les jours ou une fois par semaine.

BIPHOSPHONATES LES PLUS UTILISÉS

Noms	Dosage	Dosage
Alendronate	10 mg, 1 fois/jour	70 mg, 1 fois/semaine
Alendronate Plus vitamine D		70 mg, 1 fois/semaine
Résidronate	5 mg, 1 fois/jour	35 mg, 1 fois/semaine
Résidronate Plus Calcium		35 mg, 1 fois/semaine plus calcium 500 mg 1 fois/jour
Étidronate Plus calcium	400 mg 1 fois/jour pour 14 jours puis calcium 1 co 1 fois/jour pour 76 jours	

Vous devez avoir à l'esprit que les effets secondaires de ces médicaments sont plutôt de nature digestive, soit nausées, brûlements digestifs et parfois diarrhée. Si vous prenez ces médicaments tel que votre médecin ou pharmacien vous les prescrivent, ces effets secondaires diminuent.

Ces produits sont aussi disponibles avec de la vitamine D intégrée.

Le raloxifène (Évista)

Ce produit est un modulateur sélectif des récepteurs estrogéniques (MSRE). Le raloxifène a un effet agoniste sur les os et un effet antagoniste sur les tissus du sein et de l'utérus. Son principal effet secondaire : les bouffées de chaleur augmentent, ce qui n'est pas évident lorsque vous êtes ménopausée et que vous luttez déjà contre cet inconfort.

Par ailleurs, le raloxifène serait efficace pour diminuer les fractures de la colonne vertébrale, mais moins efficace pour diminuer les fractures de la hanche.

Son dosage est de 60 mg par jour.

Le calcium et vitamine D

Vous connaissez maintenant l'importance du calcium et de la vitamine D dans la prévention de l'ostéoporose. Il en est de même pour le traitement.

Les recommandations sont 1500 mg de calcium et 800 à 1000 UI de vitamine D par jour, si possible dans votre alimentation plutôt que sous forme de suppléments en pilules.

L'activité physique

Encore et toujours l'activité physique ! On ne s'en sort pas ! C'est vraiment le meilleur médicament pour une panoplie de problèmes. L'exercice doit faire partie de votre traitement tous les jours. Il contribue à la recalcification des os et au renforcement de vos muscles. Rendez-vous au chapitre 6 pour en savoir plus.

La calcitonine (Miacalcin NS)

La calcitonine est une hormone qui contrôle les cellules qui détruisent les os matures. Ce médicament, administré par voie nasale, constitue un deuxième choix pour le traitement de l'ostéoporose post-ménopausique. Il permet de maintenir ou d'accroître la densité de la masse osseuse et aide à prévenir les fractures vertébrales. Il devient cependant le médicament de choix si vous souffrez de douleurs associées à une ou à plusieurs fractures vertébrales aiguës.

Le parathormone (Forteo)

Ce médicament fait partie d'une nouvelle catégorie d'agents que l'on utilise pour traiter l'ostéoporose grave chez les femmes post-ménopausées. Il est administré par injection sous-cutanée à raison de 20 microgrammes (mcg) par jour. Il augmente la densité de la masse osseuse tout en diminuant le risque de fractures vertébrales.

En conclusion, il va sans dire que vous avez vous-même un rôle déterminant à jouer dans la prévention et le traitement de l'ostéoporose. Il faut toujours maintenir de bonnes habitudes de vie. Là est le secret.

Les médicaments peuvent vous aider si, malgré tout, des problèmes surviennent. Mais rappelez-vous qu'une importante partie de votre santé repose entre vos mains!

L'ostéoarthrite

Vous vous rappelez Lucie?

Lucie, 63 ans, très active, m'a consultée il y a quelques mois, parce qu'elle avait mal partout! Elle avait l'impression que toutes ses articulations lui faisaient mal. En répondant à mon questionnaire, elle dit avoir réalisé qu'au lever, ses articulations sont plus «raides» et plus douloureuses, mais que ces symptômes diminuent au fur et à mesure qu'elle s'active. Si elle demeure assise trop longtemps, au moment de se lever, elle mentionne qu'elle a de la difficulté à «repartir», mais qu'après quelques minutes, cela va mieux! Le comble, c'est qu'elle peut prédire la température! «Je sais, docteur, quand il va faire mauvais!» Au soleil, c'est déjà beaucoup mieux, mais, comme elle dit: «Au Québec, la chaleur n'est pas présente toute l'année.»

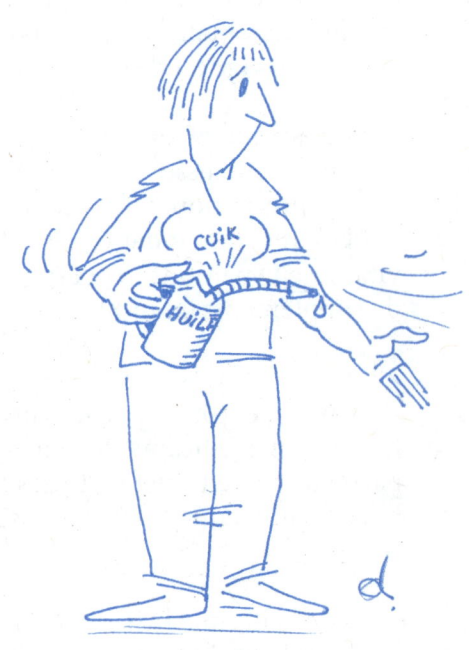

J'ai alors pris le temps d'expliquer à Lucie en quoi consiste l'ostéoarthrite (OA).

Qu'entend-on par ostéoarthrite?

On définit l'ostéoarthrite comme une altération chronique et dégénérative du cartilage articulaire qui peut se manifester par des douleurs, de la raideur et des déformations. La raideur est surtout matinale et peut durer jusqu'à 30 minutes. Mais cette raideur diminue avec le mouvement. Autrement dit, c'est une sorte de vieillissement des articulations.

L'ostéoarthrite affecte les doigts, les genoux, les hanches et la colonne vertébrale. On la retrouve rarement aux poignets ou aux chevilles.

Ce problème est plus fréquent chez les femmes que chez les hommes (3 femmes pour 1 homme)[39].

LES DOIGTS

En ce qui concerne la main, l'OA affecte particulièrement les articulations interphalangiennes distales et proximales des doigts et la base du pouce. La raideur est souvent le principal symptôme et, avec le temps, il peut y avoir déformation de vos doigts. L'articulation du pouce peut parfois être douloureuse et diminuer la force de préhension de votre main.

LES GENOUX

L'ostéoarthrite touchant les genoux est deux fois plus fréquente chez les femmes que chez les hommes. Elle occasionne de sérieuses difficultés pour marcher. Le symptôme le plus souvent rapporté est sans contredit la raideur qui augmente après une période d'inactivité. Vous pouvez avoir une sensation de crépitement, de gonflement, de blocage, de déformation et de limitation du mouvement.

Si vous avez déjà subi des fractures antérieures, des déchirures méniscales ou de ligaments, vous pouvez être sujette plus tôt à l'ostéoarthrite.

LES HANCHES

Pour la hanche, l'ostéoarthrite est aussi fréquente chez les deux sexes. Les symptômes rapportés sont, ici aussi, une raideur et une douleur lorsque vous êtes en position debout prolongée ou encore lors de la marche. La douleur peut se propager dans les fesses, les genoux et les cuisses.

LES ORTEILS

Quant aux pieds, l'ostéoarthrite implique surtout le premier orteil (gros orteil). Vous pouvez noter un gonflement, une raideur et/ou une déformation.

LA COLONNE VERTÉBRALE

Finalement, pour la colonne vertébrale, on retrouve davantage l'OA affectant les cartilages des cervicales (cou), du dos et des vertèbres lombaires (bas du dos). Si c'est votre cas, vous ressentirez moins de symptômes que s'il s'agissait d'autres articulations.

Quels sont les facteurs de risque de développer de l'ostéoarthrite ?

Le premier est sans contredit l'âge. On détecte de rares cas avant 45 ans, mais la plupart sont diagnostiqués après 80 ans. Ainsi, après 50 ans, vous développez progressivement une ostéoarthrite qui augmente avec l'âge.

Le type d'activités auxquelles vous vous adonnez ou vous êtes adonnée dans le passé peut augmenter le risque d'ostéoarthrite. Les emplois qui demandent des flexions répétées des genoux (ex. : athlètes en haltérophilie, enseignants, infirmiers, travailleurs de la construction, concierges, etc.) sont plus susceptibles d'entraîner des problèmes à long terme.

L'obésité est aussi un facteur important d'ostéoarthrite, surtout en ce qui concerne les hanches et les genoux. Une perte de poids d'environ 5 kilos (10 livres) chez une femme obèse ou avec un surplus de poids peut diminuer de 50 % le risque de développer une ostéoarthrite du genou. C'est pourquoi il est important que vous conserviez un poids santé.

Nous verrons plus loin les traitements non médicamenteux et médicamenteux reconnus comme efficaces pour diminuer les symptômes de l'ostéoarthrite.

Notez que l'activité physique est une fois de plus très utile, car elle améliore la flexibilité et la mobilité des muscles et des articulations. Elle permet aussi d'augmenter la force des principaux muscles qui soutiennent le corps.

Ce qu'en pense France

1. D'après ce que tu as lu, ton alimentation contient-elle suffisamment de calcium et de vitamine D ?

Hum ! Hum ! Je pensais que oui, mais je réalise qu'il faudrait que j'augmente un peu ma prise de comprimés de calcium et de vitamine D. Disons que mon docteur s'est chargé de réajuster mes doses.

2. Aurais-tu une bonne recette à nous proposer pour favoriser notre consommation de calcium et de vitamine D ?

Oh ! Oui !

Je te dirais que je mange beaucoup de saumon avec les petits os ! Et j'adore le tofu !

Voyant mon air sceptique... je trouve que le tofu ne goûte rien ! France me donne la recette suivante :

Tu fais mariner du tofu dans un mélange de sauce tamari, d'ail et de fines herbes, pendant environ 15 minutes. Puis tu mets ton tofu mariné dans une salade au lieu du fromage. Tu peux aussi le faire en fricassée avec des oignons, de l'ail et des légumes. Cela remplace la viande ! Et le tour est joué !

3. Est-ce qu'il t'arrive d'avoir mal aux articulations ?

C'est assez rare ! Depuis quelques mois, je ressens de temps en temps une petite raideur et douleur dans la cheville gauche, sans plus !

Si oui, que fais-tu pour te soulager ?

Je vais marcher. J'ai réalisé que moins je bouge, plus je suis raide ! Alors, bouge ma vieille ! Puis je m'étire aussi beaucoup ! Cela m'aide à me « déraidir ».

4. Que penses-tu des produits naturels proposés pour diminuer les douleurs articulaires ?

Je n'ai jamais essayé ces produits, mais j'ai des amies qui en prennent et qui se disent assez bien soulagées. Je n'ai rien contre, si ça marche et qu'il n'y a pas d'effets secondaires… pas de problème !

RÉPONSES AU QUIZ

1. À partir de 60 ans, je risque davantage de me fracturer la hanche que le poignet.
B- Faux

2. L'ostéoarthrite touche surtout les articulations de la cheville et des doigts de pied, sauf le gros orteil.
B- Faux

3. Une femme sur quatre va souffrir d'ostéoporose au cours de sa vie.
A- Vrai

4. Fumer augmente le risque de fracture après 60 ans.
A- Vrai

Notes personnelles

Chapitre 6

Un trio parfait pour prévenir les problèmes de santé

TESTEZ VOS CONNAISSANCES

1. Que représente pour vous une alimentation équilibrée?
A- Glucides 55 % – Protéines 15 % – Matières grasses 30 %
B- Glucides 40 % – Protéines 30 % – Matières grasses 30 %
C- Glucides 30 % – Protéines 40 % – Matières grasses 30 %

2. Le lait est le seul aliment qui contient du calcium et de la vitamine D.
A- Vrai
B- Faux

3. Plus on consomme un poisson gras, mieux c'est !
A- Vrai
B- Faux

4. Le fait de sauter des repas peut vous faire prendre du poids sous forme de tissu graisseux.
A- Vrai
B- Faux

Les réponses se trouvent à la fin de ce chapitre.

Avez-vous une idée de ce qui compose ce trio ?
Nous sommes tellement habituées à nous faire offrir des trios dans le domaine de la consommation (alimentation, soins de beauté, séjour dans un centre de santé…) que j'ai pensé vous parler de mon trio préféré, celui qui vous garde en santé le plus longtemps possible : **alimentation, activité physique, gestion du stress !**

ÉLÉMENT NUMÉRO 1 : L'ALIMENTATION[3, 4, 5, 6, 16]

Je fais souvent l'analogie suivante : si vous mettez du mauvais carburant dans le moteur de votre automobile, il s'encrassera et ne fera pas long feu avant de se retrouver entre les mains du mécanicien. Il en est de même pour les êtres humains. Si vous persistez à consommer des aliments de mauvaise qualité (gras saturés, aliments raffinés, trop sucrés ou trop salés), vos artères s'encrasseront. Vous non plus ne ferez pas long feu avant de vous retrouver entre les mains du cardiologue, pour un déblocage des artères ou pour le traitement d'un infarctus…

Vous et moi avons la chance de vivre dans un pays riche où nous avons accès à une multitude d'aliments de toutes sortes. L'inconvénient, c'est que nous avons aussi accès à une énorme quantité d'aliments susceptibles de nuire à notre santé s'ils sont consommés régulièrement en trop grande quantité. Trop grande accessibilité peut aussi signifier trop grande consommation !

Inutile de vous rappeler que notre société engraisse à vue d'œil. Comme le métabolisme ralentit avec l'âge (voir chapitre 2), il faut vous montrer de plus en plus vigilante pour ne consommer que ce dont votre organisme a besoin pour vous permettre de bien fonctionner durant 24 heures. Et non comme si vous deviez chasser le tigre pour arriver à vous nourrir !

Mais par quel bout commencer lorsque l'on veut analyser son alimentation ?

Eh bien, la meilleure façon est de rencontrer un ou une nutritionniste. C'est un beau cadeau à se faire, car ces spécialistes de l'alimentation peuvent vous apprendre une foule de choses importantes. De plus, il existe sur le marché quantité de livres vous proposant des milliers de trucs pour améliorer votre alimentation. N'étant pas nutritionniste moi-même, je n'ai pas la prétention de prendre la place de ces professionnels, avec qui je collabore bien souvent.

Mais comme vous ne pouvez pas nécessairement toutes consulter une nutritionniste, l'objectif de ce chapitre est surtout de revoir quelques grandes lignes de ce qu'il vous faut surveiller lorsque vous franchissez le cap de la soixantaine.

Évidemment, comme votre masse musculaire et, incidemment, votre métabolisme de base ont tendance à diminuer, il faut préconiser les aliments susceptibles de vous donner de l'énergie durant la journée sans trop surcharger votre estomac pour la nuit, et ce, en tenant compte des malaises dont vous souffrez peut-être déjà, comme l'hypertension artérielle, l'hyperlipidémie ou le diabète.

Commençons, si vous le voulez bien, par éliminer tout de suite quelques mythes.

Mythe 1 : On peut maigrir plus rapidement si l'on saute des repas.

Oubliez l'idée de sauter des repas !

Lorsque vous passez plusieurs heures sans manger, votre organisme, percevant cela comme une famine, se met en mode de survie et ralentit le métabolisme, donc la combustion de calories. Ce que vous ingurgiterez par la suite sera placé en réserve de graisses afin de parer à d'autres « famines ». De plus, vous risquez de manger de plus grandes quantités lors du prochain repas !

Mythe 2 : Certains régimes amaigrissants fonctionnent, et empêchent la reprise de poids.

Les régimes amaigrissants ne fonctionnent pas pour perdre du poids.

Je vais vous faire sourire, mais peut-être avez-vous déjà essayé la diète aux carottes (la peau devient orangée) ou encore la diète aux pamplemousses !

Comme me disait un cardiologue, s'il existait un régime amaigrissant qui fonctionne, il n'y en aurait pas toujours des nouveaux qui se pointent sur le marché ! Oubliez Atkins, Marino, Montignac, etc.

Si vous avez du poids à perdre, la solution n'est pas de vous mettre au régime strict, mais bien de modifier votre alimentation pour qu'elle soit plus saine et, surtout, de diminuer un peu vos portions.

Mythe 3 : Un produit indiqué faible en gras (0 % M.G.) contient peu de calories.

C'est vraiment un mythe !

Tous les produits contiennent un certain nombre de calories, quel que soit le pourcentage de matières grasses. Par exemple, un yogourt aux fruits faible en gras sera peut-être plus riche en sucre. C'est pourquoi il faut prendre le temps de lire les étiquettes et de vérifier la quantité de sucre et le nombre de calories.

Que faut-il manger lorsque l'on franchit le cap de la soixantaine ?

C'est une vérité de La Palice que d'affirmer qu'il vous faut une alimentation variée et équilibrée.

J'ai demandé à une de mes patientes de 64 ans, qui se plaignait de fatigue, ce qu'elle mangeait dans une journée. Elle m'a répondu : « Vous savez, docteure, je n'aime que le steak haché, les pommes de terre, le pain, le beurre, un peu de lait avec mon gruau ! Comme je vis seule, je m'arrange avec ça. »

Vous avez deviné que l'alimentation de cette charmante dame comporte plusieurs carences.

Regardons la place que devrait idéalement occuper chacun des groupes alimentaires pour s'assurer d'avoir l'alimentation la plus équilibrée possible.

LES FRUITS ET LÉGUMES

On sait maintenant que consommer de 8 à 10 portions de fruits et légumes diminue les risques de développer des maladies cardiovasculaires, de l'hypertension artérielle, du diabète et différents types de cancer. Si vous mangez de 5 à 10 portions de fruits et légumes par jour, vous diminuez de 20 % vos risques de développer un cancer. C'est donc dire la place importante que ces aliments doivent tenir dans votre alimentation.

De plus, ils permettent de maintenir votre poids santé, car ils ne contiennent que peu de calories, à l'exception des avocats et des olives. Ils permettent aussi de prévenir la constipation grâce aux fibres que certains d'entre eux contiennent en grande quantité.

Les légumes renferment des vitamines de même que des antioxydants, comme le bêtacarotène et la vitamine C[3]. Ils sont une source importante de minéraux, tels le potassium et le magnésium. Dr Richard Béliveau, dans son excellent livre intitulé *Les aliments contre le cancer*[40], mentionne que la consommation de légumes dits crucifères est particulièrement importante pour contrer le développement de certains types de cancer, tels le cancer du sein, de la vessie, du côlon et du poumon. On entend par légumes crucifères le brocoli, le chou-fleur, le chou de Bruxelles et le chou frisé.

Les fruits aussi contiennent de nombreux antioxydants et sont riches en fibres. Des chercheurs ont découvert que certains petits fruits (les bleuets, les canneberges, les fraises, les framboises) constituent une source importante de polyphénols, lesquels ont un potentiel anticancéreux[40]. Dr Béliveau définit les polyphénols comme les molécules responsables de l'astringence et de l'amertume des aliments.

> **IMPORTANT**
> Une personne en bonne santé ayant une alimentation équilibrée n'a pas besoin de suppléments vitaminiques. De plus, une trop grande absorption de vitamines par l'organisme peut être dangereuse pour votre santé.

LE LAIT ET LES PRODUITS LAITIERS

Comme on l'a vu dans le chapitre sur l'ostéoporose, il est très important de consommer du calcium et de la vitamine D. Le lait est le seul aliment pourvu de ces deux éléments. La vitamine D permet au calcium d'être absorbé par les os. Il est cependant suggéré de consommer des produits laitiers allégés, donc contenant moins de matières grasses. Pour celles qui aiment beaucoup le lait et qui sont réticentes à essayer le lait écrémé, permettez-vous au moins de goûter le lait 2 % ou 1 %. Vous ne verrez pas une si grande différence. À titre d'information, une tasse de lait (écrémé ou non) contient environ 300 mg de calcium. Le lait enrichi en contient un peu plus, soit 425 mg pour une tasse.

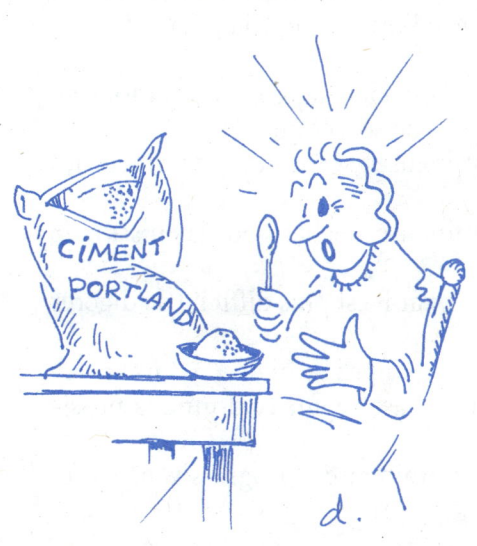

À 60 ans, vous avez besoin en moyenne de 1000 à 1500 mg de calcium et de 800 unités internationales (UI) de vitamine D par jour.

Il en est de même pour les yogourts nature qui fournissent 300 mg de calcium par portion (175g). Cependant, ils ne contiennent pas de vitamine D. Attention aux yogourts aux fruits dits allégés; s'ils sont faibles en gras, ils contiennent parfois plus de sucre. La solution est de choisir du yogourt nature et d'y ajouter des fruits frais ou congelés.

Les fromages sont aussi une bonne source de calcium, mais ils contiennent cependant beaucoup de matières grasses, surtout ceux au lait cru. Il faut donc en consommer avec modération. Une portion de fromage cheddar (30g) contient 220 mg calcium.

Les produits laitiers fournissent aussi de bonnes doses de protéines, mais dans le cas de ces dernières, regardons les autres sources disponibles.

Les protéines

Chose importante à garder en tête : lorsque vous ressentez de la fatigue durant la journée et que vous ne réussissez pas à en trouver la cause, peut-être est-ce parce que votre alimentation ne contient pas suffisamment de protéines ou que celles-ci sont mal réparties.

Les protéines sont indispensables à votre vie, donc essentielles au maintien des fonctions de votre organisme. Un des avantages de la consommation de protéines est que celles-ci vous procurent un sentiment de satiété que vous ne retrouvez pas d'emblée avec d'autres nutriments.

Dans son livre intitulé *Ménopause, nutrition et santé*[3], Mme Louise Lambert-Lagacé nous suggère d'intégrer 15 g de protéines à chaque repas afin de disposer de l'énergie dont nous avons besoin pour la journée.

On sait que la viande rouge contient beaucoup de protéines. Mais elle contient aussi des gras saturés et du mauvais cholestérol. Le veau et le porc sont déjà moins dommageables que le bœuf. D'autres ingrédients contiennent suffisamment de protéines et moins de matières grasses. Pensons aux légumineuses, aux poissons et aux crustacés.

Les légumineuses sont intéressantes parce qu'elles contiennent peu de gras (donc peu de calories). De plus, elles apportent un sentiment de satiété plus rapidement. On n'a qu'à penser aux haricots secs, aux lentilles ou aux pois, qui constituent un excellent substitut aux protéines d'origine animale. De plus, les légumineuses sont riches en fer.

Les conseils suivants vous aideront à apprécier la consommation de légumineuses (conseils de Mme Karine Gravel et de son équipe[41]) :

- jetez les liquides de trempage des légumineuses sèches et bien rincer les légumineuses en conserve ;
- n'utilisez pas l'eau de trempage des légumineuses sèches pour la cuisson de celles-ci ;
- faites cuire suffisamment les légumineuses, car il est plus difficile de digérer l'amidon quand il n'est pas assez cuit ;
- lors du trempage des légumineuses sèches, changez l'eau de 2 à 3 fois ;
- la consommation de légumineuses sur une base régulière donne la possibilité à votre système digestif de s'adapter ;
- augmentez votre consommation de légumineuses progressivement et buvez beaucoup d'eau.

> **IMPORTANT**
>
> Si vous décidez d'intégrer des légumineuses à votre alimentation, consommez de petites portions au début, car les légumineuses peuvent engendrer des problèmes de ballonnement et de flatulences (gaz) si elles sont prises en trop grande quantité dans les premiers temps.
>
> La raison ? Ce sont les sucres complexes (oligosaccharides) que l'on retrouve dans les légumineuses qui sont responsables des flatulences. Ces sucres n'étant pas complètement digérés, ils passent de l'intestin grêle (votre petit intestin) au côlon (gros intestin). Ils sont alors fermentés par les bactéries intestinales, ce qui provoque les ballonnements et les désagréables flatulences.

LES OMÉGA 3

Qui dit bonne alimentation dit consommation de poisson !

Nous savons maintenant que les poissons sont non seulement une excellente source de protéines mais aussi d'acides gras oméga 3.

Ces dernières années, nous avons accédé à une grande quantité d'informations sur les bienfaits des oméga 3 pour notre santé. Nous avons appris que certains acides gras essentiels pouvaient jouer un rôle important dans notre organisme, acides gras que notre corps ne peut produire par lui-même. Parmi les plus importants, on retient les oméga 3 et les oméga 6.

Réglons d'abord le cas des oméga 6. Il y a déjà tellement d'oméga 6 dans l'alimentation qu'il n'est pas nécessaire d'en prendre plus !

Une trop grande quantité d'oméga 6 pourrait même engendrer des problèmes inflammatoires et contrer les effets bénéfiques des oméga 3, surtout pour le système cardiovasculaire[42].

Quant aux oméga 3, selon les ouvrages que vous consulterez, vous verrez qu'on leur attribue des vertus relatives à la prévention des maladies cardiovasculaires, du cancer, de l'arythmie, de la dépression, de la maladie d'Alzheimer, de la dépression post-partum, d'accidents vasculaires cérébraux, sans oublier le soulagement de l'arthrite rhumatoïde, etc.

Examinons le rôle des oméga 3 dans la prévention des maladies cardiovasculaires.

Avant de débuter, mentionnons qu'au Québec, 81 % des femmes et 89 % des hommes ne consomment pas la quantité d'oméga 3 recommandée par la norme internationale, soit 500 mg par jour ou l'équivalent de 2 repas de poissons riches en oméga 3 par semaine.

Que sont les oméga 3 ?

Il faut distinguer les oméga 3 d'origine marine de ceux d'origine végétale. Les acides gras d'origine végétale sont plus difficiles à transformer par l'organisme. On les retrouve dans les huiles de poisson et dans certaines huiles végétales (huiles de canola, de soya, de lin, etc.), de même que dans les noix de Grenoble et dans les graines de lin. Ces sources végétales d'oméga 3 existent dans l'organisme sous forme d'acide alpha-linolénique (AAL) qui, à l'aide d'enzymes, réussit à convertir de 0,2 à 0,8 % de ces oméga 3 en acide eicosapentaénoïque (AEP) et moins de 0,5 % en acide docosahexaénoïque (ADH).

ADH (DHA en anglais) : Polyinsaturé par excellence des membranes cellulaires. Notre cerveau est constitué, à plus de 60 %, de matière grasse composée surtout d'ADH. Il jouerait un rôle fondamental dans le développement du cerveau et de la rétine[42, 43].

AEP (EPA en anglais) : On en retrouve moins dans les membranes cellulaires.

L'ADH et l'AEP pourraient réduire l'inflammation, la tension artérielle, l'athérosclérose, les triglycérides, la mortalité cardiovasculaire et la formation de caillots dans nos artères. Ils auraient aussi des effets antiarythmiques, anti-inflammatoires et antiallergiques[22, 23]. La plupart des études effectuées dans le domaine cardiovasculaire, obstétrique, rhumatologique et neurologique ont été réalisées avec des oméga 3 d'origine marine. Les résultats obtenus ne sont pas nécessairement transposables à l'AAL des végétaux[43].

Les oméga 3 d'origine marine proviennent des poissons. Ils sont plus faciles à transformer par l'organisme et constituent une source directe d'AEP et d'ADH. Les poissons à privilégier sont le saumon, le maquereau, les sardines, le hareng, la truite grise, le thon et les anchois[44].

Au cours des années 1970, des études ont démontré que les Inuits du Groenland avaient une incidence moins élevée de maladies cardiaques que plusieurs autres populations, et ce, en raison de la grande quantité de poisson qu'ils consommaient (oméga 3).

Les Inuits du Nunavik consomment 10 fois plus d'oméga 3 que nous (phoque, omble de l'Arctique) et leur taux de mortalité par maladies cardiovasculaires est de 50 % moindre[45] !

> **IMPORTANT**
> Plus le poisson est gras, mieux c'est !

Vous trouverez dans le tableau suivant la teneur en oméga 3 de certains aliments.

TENEUR EN OMÉGA 3 DE CERTAINS ALIMENTS[46]

Aliments	Portions	% mg	EPA g/100 g	DHA g/100 g	EPA + DHA g/100 g
Hareng mariné	100 g	18	0,843	0,546	1,389
Saumon Atlantique élevage	100 g	12,35	0,69	1,457	2,147
Maquereau	100 g	17,81	0,504	0,699	1,203
Thon rouge frais	100 g	6,28	0,363	1,141	1,504
Thon blanc en conserve, dans l'eau	100 g	2,97	0,233	0,629	0,862
Thon pâle en conserve, dans l'eau	100 g	0,82	0,047	0,223	0,270
Truite arc-en ciel	100 g	7,2	0,0334	0,82	1,154
Lait oméga 3	250 ml	1 ou 2			0,300 AAL
Huile de canola	15 ml (1 c. à table)	100			1,32 AAL
Huile de lin	15 ml (1 c. à table)	100			7,75 AAL
Graines de lin broyées	15 ml (1 c. à table)	34			2,18 AAL
Noix de Grenoble	28 g	65			2,6 AAL

Combien faut-il en consommer ?

Au Québec, on consomme en moyenne un repas de poisson par deux semaines alors qu'il est recommandé d'en consommer au moins deux repas par semaine. Il est important aussi de mentionner que, selon une étude menée par Éric Dewailly, chercheur à l'Institut national de santé publique à l'Université Laval, la teneur en oméga 3 des poissons sauvages et des poissons d'élevage est la même[45] !

Je vous vois venir d'ici, avec cette question que beaucoup de mes patientes se posent : mais n'y a-t-il pas plus de danger à consommer des poissons alors que l'on sait que plusieurs contiennent des contaminants qu'on dit toxiques, comme le mercure ?

Vous avez entièrement raison de vous poser cette question. Mais je me permets de vous rassurer. En premier lieu, les poissons qui contiennent les plus grandes sources d'oméga 3 contiennent peu de contaminants toxiques. Vous pouvez donc manger régulièrement du saumon, des sardines ou du maquereau sans problème !

Si vous préférez les gros poissons, tels le thon ou l'espadon, ceux-ci contiennent de petites quantités de contaminants, mais vous avez beaucoup plus de bénéfices à manger du poisson plus souvent que d'inconvénients causés par ces contaminants. Rien ne vous empêche de consommer du thon, par exemple, une fois par semaine, et d'opter pour le saumon la seconde fois.

Quels sont les avantages des oméga 3 ?

Les oméga 3 n'agissent pourtant pas sur le taux de cholestérol ! Mais ils agissent sur les plaquettes sanguines, un peu comme l'aspirine, en diminuant la formation de caillots sanguins.

Voyons les effets des oméga 3 sur le cœur :
- diminution de 10 à 40 % des triglycérides ;
- diminution de la mortalité cardiovasculaire ;
- diminution des infarctus ;
- diminution de 15 à 30 % des événements cardiaques en prévention secondaire ;
- diminution du risque de fibrillation auriculaire (trouble du rythme cardiaque) ;
- pas d'effets cependant chez les porteurs de stimulateur cardiaque.

Qu'en est-il du fameux index oméga 3[46] ?

Cet index est un marqueur basé sur la mesure de la teneur totale en acides gras des globules rouges. Il représente donc le taux d'AEP et d'ADH, et il est exprimé en pourcentage. On dit qu'un index oméga 3 supérieur à 8 % indique

que vous avez 90 % moins de risque de mortalité cardiaque. À l'opposé, un index inférieur à 4 % représente un risque plus élevé de mortalité cardiaque. En augmentant l'apport en oméga 3, on augmente aussi l'index oméga 3.

Quelles sont les recommandations[47] ?

- sans antécédents cardiaques : 2 portions de poisson par semaine ;
- avec antécédents cardiaques : 1 g AEP + ADH en provenance de poisson, une fois par jour ;
- avec hypertriglycéridémie : 2 à 4 g AEP + ADH.

Si vous n'aimez pas le poisson, vous pouvez alors prendre des oméga 3 en capsules. On suggère alors de prendre au moins 500 mg par jour.

Quelles capsules choisir ?

- Vous aurez le choix entre des capsules d'origine végétale ou marine. Notez qu'elles seront plus efficaces si elles sont d'origine marine.
- Vous devez vérifier les concentrations en AEP et en ADH : en additionnant les deux, le total doit être près de 100 %.
- N'oubliez pas de bien lire les étiquettes !

Il se peut que vous ayez certains effets secondaires : flatulences, constipation et/ou diarrhée, haleine sentant le poisson. Pour contrer ces effets secondaires, vous pouvez prendre les capsules au début du repas avec beaucoup d'eau.

Nous avons de plus en plus de démonstrations du rôle des oméga 3 dans la prévention des maladies cardiovasculaires. Et c'est tant mieux si nous pouvons en arriver à diminuer la consommation de médicaments pour les remplacer par la dégustation de poissons gras au moins deux à trois fois par semaine !

LES GRAS MONOINSATURÉS[3, 4, 5]

Vous venez de voir une des deux sources de bons gras, soit les gras de type oméga 3.

L'autre source de bons gras se retrouve dans les gras monoinsaturés. Ils contribuent aussi à diminuer le taux de mauvais cholestérol dans le sang. Dans cette catégorie, les meilleures sources sont l'huile d'olive extravierge, l'huile de canola, l'huile de noisette, les noix, les avocats et les olives.

Les amandes, les noix de Grenoble et les noisettes sont aussi une source de bons gras. Mais ce sont des bons gras avec une importante teneur en calories. Il faut donc les consommer avec modération.

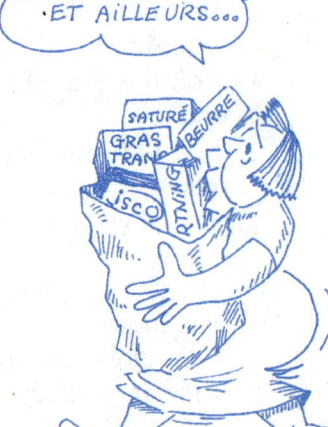

Et les phytoestrogènes ?

On sait maintenant que les phytoestrogènes ont des effets bénéfiques pour la prévention des maladies cardiovasculaires (diminution du mauvais cholestérol) et du cancer du sein. Ils deviennent donc intéressants à incorporer dans votre menu quotidien. Sont compris dans cette catégorie les graines de lin et les produits dérivés du soya (miso, sauce de soya, tofu, lait de soya…) (voir chapitre 7).

Que faire avec les glucides ?

Rappelons que dans les glucides, nous retrouvons les fibres, l'amidon et le sucre.

Nous avons vu que les fruits et légumes contiennent des fibres. Les céréales en contiennent aussi. Moins elles sont raffinées, plus elles sont bonnes pour la santé. Plus elles sont raffinées, plus elles donnent une énergie de courte durée.

L'avantage des aliments riches en fibres est qu'ils ralentissent l'absorption du glucose dans le sang, ce qui implique donc moins de danger de développer un diabète de type 2. Les fibres permettent aussi de diminuer le taux de mauvais cholestérol dans le sang.

Le sucre

Retenez ceci : moins on en consomme, mieux c'est ! Les sucres sont des calories vides ! Boissons gazeuses, jus de fruits, gâteaux, biscuits, beignes, friandises, etc. : ces aliments contiennent beaucoup de calories mais peu d'éléments nutritifs ! Ils provoquent une élévation temporaire et assez rapide du taux de glucose dans le sang, ce qui entraîne une augmentation de sécrétion d'insuline et, par la suite, une baisse assez rapide du glucose, provoquant une baisse d'énergie.

Le sel

Ici aussi, rappelez-vous que moins on en ajoute, mieux c'est ! Une grande quantité d'aliments contiennent du sel. Pensez seulement à tous les produits en conserve, aux produits surgelés, aux charcuteries, aux poissons fumés… Il faut donc être prudente, surtout si vous avez des antécédents familiaux ou personnels d'hypertension artérielle. Pensez à éviter de saler les aliments à table ainsi qu'à utiliser davantage les fines herbes et le citron pour apprêter vos aliments.

C'est bien meilleur au goût et également pour la santé. N'oubliez pas que le goût du sel, tout comme celui du sucre, se cultive ! Plus on mange salé, plus on veut manger salé. Idem pour le sucre.

L'ALCOOL !

Je vous rappelle que si vous n'en prenez pas, ne commencez pas ! Cependant, si vous êtes comme la moyenne des Québécois(es), limitez-vous à un verre de vin par jour ou à un maximum de neuf verres par semaine (voir chapitre 4).

Une consommation modérée engendre des effets positifs pour le système cardiovasculaire. On rapporte une augmentation du bon cholestérol et une moins grande propension de votre sang à faire des caillots.

Si vous consommez plus que ce qui est mentionné précédemment, vous avez plus d'effets secondaires que d'avantages. L'alcool en grande quantité augmente le risque de développer un cancer.

Je répète souvent à mes patientes ces deux phrases :

Si vous relaxez en prenant un verre de vin, ça va !

Mais si vous avez besoin d'un verre de vin pour relaxer, cela peut être problématique et indique que vous avez absolument besoin d'alcool pour vous détendre.

En conclusion, votre alimentation doit, le plus possible, présenter les caractéristiques suivantes :
- pauvre en gras total, en gras saturés et en cholestérol ;
- riche en protéines ;
- riche en aliments à grains entiers, en légumineuses, en fruits, en légumes, en glucides complexes et en fibres ;
- modérée en sucres et en sel ;
- accompagnée d'une consommation modérée d'alcool ;
- avec une quantité appropriée de calcium et de fer.

Retenez qu'une alimentation équilibrée doit contenir 55 % de glucides, 15 % de protéines et 30 % de matières grasses.

CE QU'EN PENSE FRANCE

1. **France, que penses-tu du premier élément de ce trio ?**

Je sais qu'il est important d'avoir une bonne alimentation. Mais je comprends encore plus l'importance des fruits et légumes, des légumineuses et du poisson dans notre alimentation.

2. **As-tu appris des choses particulières concernant l'alimentation ?**

Je te dirais que je crois que je mange bien, à la lueur de ce que tu nous indiques. Mais je suis une bonne fourchette et je mange un peu trop ! Je suis gourmande et gourmet. J'aime manger !

Il faut savoir gérer les portions !

3. **Puis-je te demander ce que tu as modifié dans ton alimentation depuis que tu as franchi le cap de la soixantaine et qui a fait une différence en ce qui concerne ton énergie, ta sensation de bien-être ?**

En ce qui me concerne, le fait de manger moins de viande et plus de légumineuses me donne plus d'énergie. Je mange aussi plus de poisson et moins de pain blanc et de pain brun, car je trouve que ces deux sortes de pain nous font engraisser !

Et comme j'aime faire la cuisine, je prends la peine de faire de la bonne bouffe !

4. **Consommes-tu des oméga 3 se retrouvant dans les aliments, ou as-tu recours à des suppléments ?**

Oui, je consomme du poisson 2 fois par semaine, mais je prends tout de même une capsule d'oméga 3 tous les jours.

5. **Les lectrices et moi avons une faveur à te demander ! Nous donnerais-tu une de tes recettes de pâtes préférées que nous pourrions essayer à la maison ?**

Avec le plus grand des plaisirs !

Si je voulais te taquiner, je te dirais que je mets tous les restes que je trouve dans le frigo pour faire ma sauce ! Mais je crois que tu veux plus que ça, n'est-ce pas ?

Donc, je mets de l'huile dans une poêle ou un autre récipient. Je fais sauter de l'ail et de l'oignon. Puis je prends des légumes : piments rouge, jaune, vert, brocoli, tomates italiennes, que je coupe en petits morceaux. Si j'ai des champignons, j'en mets !

J'ajoute des fines herbes : basilic, origan, ou autres herbes de Provence que j'ai sous la main.

Puis je fais bouillir mes pâtes (j'adore les pâtes faites avec de la farine d'épeautre) *al dente* et je mets la sauce dans les pâtes.

Je termine avec du parmesan frais.

Un délice !

Autre suggestion de France :
La cuisine italienne par Weight Watchers.

RÉPONSES AU QUIZ

1. Que représente pour vous une alimentation équilibrée ?
A- Glucides 55 % – Protéines 15 % – Matières grasses 30 %

2. Le lait est le seul aliment qui contient du calcium et de la vitamine D.
A- Vrai

3. Plus on consomme un poisson gras, mieux c'est !
A- Vrai

4. Le fait de sauter des repas peut vous faire prendre du poids sous forme de tissu graisseux.
A- Vrai

Notes personnelles

Élément numéro 2 : l'activité physique

Êtes-vous en forme ?[48]

1. De façon générale, je considère que je suis…
   a) en excellente forme   4 points
   b) en bonne forme   3 points
   c) de moins en moins en forme au fil des ans   1 point
   d) en mauvaise forme   0 point

2. Mon occupation principale exige des efforts physiques…
   a) importantes (ex : facteur, travailleur de construction, etc.)   4 points
   b) modérés (ex : serveur, vendeur, coiffeur, infirmière, etc.)   2 points
   c) faibles (ex : secrétaire, réceptionniste, etc.)   1 point

3. Je marche tous les jours… (pour aller au travail, pour faire des courses, etc.)
   a) plus d'une heure   5 points
   b) entre 30 et 60 minutes   3 points
   c) entre 15 et 30 minutes   2 points
   d) moins de 15 minutes   0 point

4. Je me sens très fatigué après ma journée de travail…
   a) presque jamais   3 points
   b) occasionnellement   2 points
   c) souvent   1 point
   d) toujours   0 point

5. Durant mes loisirs, je pratique une ou des activités physiques pendant une trentaine de minutes… (marche rapide, ski de fond, patinage, vélo, danse aérobic, sports de raquette, jogging, entraînement dans un centre sportif, etc.)
   a) régulièrement – trois fois pas semaine ou plus   5 points
   b) assez souvent – environ deux fois pas semaine   2 points
   c) occasionnellement – une fois pas semaine et moins   1 point
   d) jamais   0 point

6. Les activités auxquelles je m'adonne sont...
a) d'intensité modérée à intense :
entraînant un bon essoufflement et souvent de la sudation — 5 points
b) d'intensité légère à modérée ;
entraînant un essoufflement léger à modéré — 4 points
c) d'intensité légère : n'entraînant pas d'essoufflement
(ex : marche lente, quilles, yoga, etc.) — 1 point
d) sédentaires (ex : lecture, télévision, informatique, etc.) — 0 point

7. Je pratique mes activités physiques...
a) durant toute l'année (les quatre saisons) — 4 points
b) durant 2 saisons seulement — 2 points
c) durant une saison seulement — 1 point
d) je n'en fais pas du tout — 0 point

8. Pour ce qui est du tabac...
a) je ne fume pas — 3 points
b) je fume — 0 point

9. Concernant mon poids, je peux dire que...
a) je maintiens mon poids santé — 4 points
b) j'ai du poids à perdre (moins de 10 kilos ou 22 livres) — 2 points
c) je suis loin de mon poids santé (plus de 10 kilos ou 2 livres) — 0 point

10. Je veux que l'activité physique...
a) continue d'être un élément majeur dans ma vie — 3 points
b) devienne encore plus présente et, surtout, plus intégrée à ma vie — 2 points
c) garde la petite place qu'elle occupe dans mon quotidien — 1 point
d) reste une bonne chose... pour les autres — 0 point

Additonnez vos points pour les 10 questions !

Entre 1 et 19 points, vous n'êtes pas en forme.
L'honnêteté est une de vos forces, mais l'inactivité physique limite sûrement votre énergie au cours de la journée et – les preuves scientifiques sont de plus en plus nombreuses à ce sujet – l'inactivité hypothèque votre santé. Espérons que ce questionnaire vous permettra d'identifier les raisons de votre inactivité et, surtout, vous donnera le goût de bouger. Ne vous découragez pas, le simple fait d'avoir rempli le questionnaire démontre votre désir de vous prendre en mains.

Commencez tout de suite ! Allez faire de la marche ! Jouez avec vos enfants, votre chien ou… votre chat. Et rappelez-vous que vous avez de la chance : les premiers pas sont très payants, car ce sont ceux qui permettent de gagner le plus rapidement des bénéfices pour notre santé.

Entre 20 et 29 points, vous êtes moyennement en forme.
Vous êtes sur la bonne voie, continuez ! En étant attentif aux réponses qui vont ont donné le moins de points, profitez-en pour identifier les situations sur lesquelles vous pouvez agir. Vous retirerez davantage de bénéfices en augmentant un peu la durée et l'intensité de vos activités, ou encore en les pratiquant plus régulièrement.
Si vous êtes, par exemple, de ceux qui sont actifs l'été seulement, n'oubliez pas d'aller jouer dehors les autres saisons et rappelez-vous qu'il existe une large gamme d'activités à pratiquer à l'intérieur, aussi bien à la maison que dans un centre sportif. Quoi qu'il en soit, vous ne partez pas à zéro puisque l'activité physique fait déjà partie de votre vie. Il suffit simplement d'augmenter la dose… de plaisir !

Entre 30 et 40 points, vous êtes en très bonne forme.
Bravo ! Votre défi est de maintenir le cap et de conserver cette habitude pour la vie. Mais de grâce, ne gardez pas pour vous seul cette recette secrète ! Entraînez vos proches en leur parlant du plaisir que vous éprouvez à bouger et des bienfaits que vous en retirez. Nous comptons sur vous pour répandre la bonne nouvelle !

Testez vos connaissances

1. La pratique d'une activité physique peut diminuer votre tension artérielle systolique (le chiffre du haut) de 10 mm Hg, comme le ferait un médicament pour diminuer la tension (hypotenseur).
A- Vrai
B- Faux

2. L'exercice retarde le déclin des fonctions respiratoires associé au vieillissement.
A- Vrai
B- Faux

3. L'activité physique entraîne systématiquement une perte de poids.
A- Vrai
B- Faux

> Chapitre 6
>
> 4. En raison de l'obésité et du surpoids, à combien de personnes prévoit-on que le nombre de diabétiques de type 2 (125 millions en 1988) passera en 2020?
> A- 150 millions
> B- 175 millions
> C- 200 millions
> D- 250 millions
>
> Les réponses se trouvent à la fin de ce chapitre.

Je sais, je sais! Vous allez me dire que ce ne sont pas toutes les femmes qui aiment faire du sport!

J'ai une bonne réponse pour vous! Vous n'êtes pas obligée de faire des activités sportives de haut niveau. Les activités de loisir peuvent avoir le même impact sur votre santé.

Afin de vous faciliter les choses, regardons par où il faut commencer.

Si vous n'avez jamais été vraiment active, la majorité des kinésiologues (spécialistes de la condition physique) vous diront que la marche demeure l'activité la plus intéressante, la moins compliquée et la plus accessible. Elle demande peu de matériel et peut se pratiquer en toute saison. En outre, il est facile d'intégrer cet exercice à la vie de tous les jours.

Une bonne paire d'espadrilles, des vêtements confortables et amples, et vous voilà prête à débuter votre remise ou votre mise en forme.

Comme vous allez le constater dans le tableau ci-dessous, la marche est l'activité physique la plus populaire au Canada, sexes et âges confondus[7].

LES ACTIVITÉS PHYSIQUES LES PLUS POPULAIRES AU CANADA

Actvités	Au moins 1 fois au cours des 3 derniers mois
Marche	70%
Jardinage	46,8%
Exercices à la maison	34,4%
Natation	24,5%
Bicyclette	23,9%
Jogging	20,8%
Danse	19,3%
Poids et haltères	18,6%
Golf	11,4%
Quilles	9,9%
Patinage sur glace	7,1%

Mais pourquoi faire de l'activité physique à 60 ans ?

Afin de bien répondre à cette question, nous allons débuter en identifiant les bienfaits reconnus de l'activité physique[49, 50].

Ainsi, à court et à moyen termes, elle améliore :
• la qualité du sommeil ;
• les symptômes vasomoteurs telles les bouffées de chaleur ;
• la sensation de fatigue ;
• la concentration ;
• l'estime de soi ;
• le contrôle du stress ;
• l'humeur ;
• la posture et l'équilibre ;
• le contrôle du poids et un maintien de la forme et de l'apparence physiques.

Avec ces seuls éléments, il devient évident que ça vaut vraiment le coup de commencer à être active ou de le demeurer !

L'activité physique a aussi des avantages à plus long terme ! Ainsi, le fait de bouger régulièrement permet de prévenir plusieurs problèmes de santé graves, mais aussi d'améliorer certains problèmes que vous avez peut-être déjà.

Être active vous permet de prévenir :
- les maladies cardiovasculaires ;
- l'hypertension artérielle ;
- le diabète de type 2 ;
- l'hypercholestérolémie ;
- l'ostéoporose ;
- le cancer du côlon ;
- le cancer du sein ;
- le cancer de l'utérus ;
- et bien d'autres !

Prenons ces problèmes un à la fois.

L'ACTIVITÉ PHYSIQUE ET LES MALADIES CARDIOVASCULAIRES[51]

La pratique régulière de l'activité physique diminue de 20 % la mortalité cardiovasculaire ! N'est-ce pas un argument convaincant en faveur de l'activité physique ? L'exercice permet de réduire l'accumulation de dépôts de mauvais cholestérol et autres produits (plaques) dans vos artères, diminuant du coup le risque d'infarctus ou d'accident vasculaire cérébral. Il permet de renforcer votre muscle cardiaque, lui permettant de mieux pomper le sang dans votre organisme afin qu'il réponde mieux aux exigences de votre quotidien.

L'ACTIVITÉ PHYSIQUE ET L'HYPERTENSION ARTÉRIELLE (HTA)[4]

La pratique régulière de l'activité physique diminue les risques de souffrir d'HTA, donc de développer des maladies cardiovasculaires. On pense que l'exercice permet de dilater les artères et d'augmenter leur élasticité, c'est-à-dire d'être moins rigides. On sait que les artères deviennent beaucoup plus raides avec l'âge.

Chez les gens qui font déjà de l'HTA, l'activité physique peut diminuer la tension artérielle systolique de 10 mm Hg, soit l'équivalent d'une pilule pour l'HTA.

Peut-être vous demandez-vous ce que signifient les chiffres de tension artérielle que mesure votre médecin lors de votre visite.

La tension (pression) se mesure en millimètres de mercure (Hg). Lorsque l'on vous indique que votre tension artérielle est de 130/80, le chiffre du haut est votre tension artérielle systolique, c'est-à-dire la pression exercée lorsque les cavités du cœur se contractent, entraînant ainsi l'éjection du sang dans tout votre organisme (systole). Le chiffre du bas représente votre tension diastolique, c'est-à-dire la pression lorsque votre cœur est au repos entre deux battements cardiaques; les cavités du cœur se remplissent alors de sang (diastole).

La Société québécoise d'hypertension artérielle recommande que la tension artérielle soit inférieure à 140/90.

L'ACTIVITÉ PHYSIQUE ET LE DIABÈTE DE TYPE 2

Nous vivons à une époque où l'épidémie la plus grave est sans contredit l'augmentation dramatique du nombre de cas de diabète de type 2, augmentation due, en majeure partie, au surpoids et à l'obésité. Imaginez : on prévoit que le nombre de personnes atteintes de diabète de type 2 (125 millions en 1988) passera à 250 millions en 2020.

Le diabète de type 2 est une maladie chronique occasionnée par un déficit en insuline ou encore par une résistance anormale à cette même insuline. Résultat : on accumule du glucose en trop grande quantité dans l'organisme. Et les complications sont nombreuses, particulièrement en ce qui touche le système cardiovasculaire, les yeux et les reins.

Comme on vous l'a mentionné précédemment, diabète, surplus de poids ou obésité et sédentarité sont étroitement liés. L'activité physique permet de diminuer le taux de sucre dans le sang, donc d'améliorer d'au moins 11 % notre tolérance au glucose en facilitant le travail de l'insuline.

L'ACTIVITÉ PHYSIQUE ET L'HYPERLIPIDÉMIE[4]

Nous en avons parlé plus tôt, l'exercice permet d'augmenter notre taux de bon cholestérol (HDL) et de diminuer notre taux de mauvais cholestérol (LDL). Il en résulte une meilleure circulation sanguine et moins d'accumulation de plaques dans nos artères.

L'ACTIVITÉ PHYSIQUE ET L'OSTÉOPOROSE

Vous l'avez lu précédemment, une femme peut perdre entre 2 et 5 % de sa masse osseuse dans les 5 à 10 années qui suivent la ménopause. À partir de 60 ans, votre risque d'ostéoporose augmente sans cesse (voir chapitre 5).

Eh bien! Ici aussi, l'activité physique régulière joue un rôle primordial dans le maintien de votre densité osseuse. Elle permet même de la renforcer. Pour ce faire, vous devez choisir des activités de mise en charge, c'est-à-dire des activités qui vous permettent de supporter votre poids. Marcher, courir, soulever des poids ou travailler avec des élastiques stimulent le nombre de vos ostéoblastes, ces petites cellules qui augmentent la formation de votre trame osseuse. L'exercice accroît votre densité osseuse et aide ainsi à prévenir les fractures.

L'ACTIVITÉ PHYSIQUE ET LE CONTRÔLE DU POIDS[52, 53, 54, 55]

Est-ce que l'activité physique seule peut vous faire perdre du poids ? Malheureusement, non ! Mais elle peut cependant vous permettre de contrôler votre poids. Ainsi, toute activité sollicitant votre système cardiorespiratoire vous permet d'augmenter votre dépense énergétique, donc de brûler plus de calories.

Cependant, si votre alimentation n'est pas équilibrée, vous risquez d'ingérer plus de calories que vous n'en dépensez ! Par ailleurs, il faut porter une attention particulière à la grosseur de vos portions.

À titre d'exemple, marcher pendant 30 minutes vous permet de dépenser environ 100 calories. Si vous prenez un verre de vin ou environ 10 croustilles, vous venez d'ingérer de 100 à 120 calories.

Vous comprendrez qu'alimentation et activité physique vont de pair lorsque l'on veut perdre du poids ou éviter d'en reprendre. Il faut bouger plus et gérer ses choix alimentaires !

Le mot d'ordre ici : savourez et bougez !

L'ACTIVITÉ PHYSIQUE ET LE SYSTÈME IMMUNITAIRE[4]

Il semble que les femmes s'adonnant régulièrement ou modérément à une activité physique soient moins susceptibles de développer des infections telles la grippe ou le rhume. L'exercice permet à votre organisme de mieux combattre les infections.

On rapporte qu'un corps en bonne forme aérobique (marche, vélo, danse sont des exercices aérobiques) apporte beaucoup plus facilement les nutriments nécessaires aux tissus endommagés, ce qui accélère la guérison et diminue le risque de se blesser de nouveau !

De plus, certaines études ont démontré une diminution du cancer du côlon et du cancer du sein chez les personnes actives, comparées aux personnes sédentaires. Il en est de même pour le cancer de l'utérus, de la vésicule biliaire, etc., soit les types de cancer liés à l'obésité.

L'ACTIVITÉ PHYSIQUE ET LA SANTÉ MENTALE[4, 56]

On dit que l'activité physique améliore l'humeur des femmes qui la pratiquent. Effectivement, depuis plusieurs années déjà, on sait qu'une activité physique d'assez longue durée nous permet de sécréter des endorphines (neurotransmetteurs chimiques ressemblant à la morphine et produisant des effets euphorisants). Cette sécrétion d'endorphines permettrait l'augmentation du

> **PETIT FAIT COCASSE**
> Vous vous rappelez la phrase populaire : « Le rire, c'est la santé ! » ? Eh bien, des chercheurs américains ont établi qu'une personne qui rit de 10 à 15 minutes par jour brûle pas moins de 50 calories ! C'est l'équivalent d'un petit morceau de chocolat ! Vite, ajoutez des périodes de rire à votre journée !

plaisir, l'amélioration de l'humeur à court et à long termes et une diminution de l'anxiété. Bref, c'est une drogue bonne pour la santé !

De plus, le fait d'être active augmente le débit sanguin de tous les muscles du corps, y compris le cerveau. Un cerveau mieux oxygéné a plus de chances de demeurer alerte. Comme on l'a vu au chapitre 3, vous serez certainement mieux prédisposée à améliorer vos fonctions cognitives en étant active.

EN PRATIQUE : LA MARCHE

Passons maintenant au côté pratique de la chose[57] !

Si je décide d'inclure la marche dans mon quotidien, je commence comment ?

En premier lieu, si vous êtes comme moi, de nature à aimer évaluer ce que vous faites, je me dois de vous parler d'un petit outil très utile pour calculer vos pas. Il s'agit du podomètre. Ce petit appareil est porté à la ceinture et compte chaque pas effectué[58, 59].

Le podomètre est muni d'un petit pendule mécanique suspendu à un ressort qui bondit de haut en bas à chaque pas, ce qui permet de compter les pas effectués lors d'une marche. Il doit être installé à l'horizontale pour bien fonctionner, et son couvercle, s'il en a un, doit être fermé. Plusieurs modèles sont maintenant disponibles sur le marché.

Il est important de retenir les éléments suivants :
- un bon podomètre peut coûter entre 15 et 30 $;
- ceux que l'on trouve dans les boîtes de céréales, par exemple, ne sont pas très précis ;
- parmi les modèles disponibles sur le marché, il ne sert à rien d'en acheter un avec les fonctions de calcul de la dépense calorique ou de la distance parcourue, ces données n'étant pas très fiables ;
- si vous avez un abdomen plus proéminent, il est préférable d'installer le podomètre dans votre dos pour s'assurer d'une meilleure précision.

Combien de pas devez-vous faire pour vous garder en bonne condition physique ?

À titre d'information, les personnes très sédentaires font environ 3 000 pas par jour durant leurs activités quotidiennes.

Celles qui sont légèrement actives font en moyenne 3 000 à 6 000 pas par jour.

Celles qui sont moyennement actives font entre 6 000 et 9 000 pas par jour.

Finalement, celles qui sont très actives font 9 000 pas et plus dans leur journée.

Afin de voir à quel niveau vous vous situez, il vous faut porter votre podomètre durant au moins trois jours consécutifs. Faites alors la moyenne des résultats obtenus pour chacune des journées et vous obtiendrez votre nombre de pas moyen et la catégorie dans laquelle vous vous trouvez.

L'objectif visé pour la population en général est de 10 000 pas par jour. Plus on avance en âge, moins l'objectif est élevé.

Si vous désirez perdre du poids, vous devez viser plutôt 15 000 à 18 000 pas par jour tout en absorbant la même quantité de calories qu'avant d'augmenter votre nombre de pas.

La figure suivante vous donne un aperçu des objectifs à viser pour être considérée comme active, selon votre âge. Visez la zone 3 !

CIBLES EN PAS PAR JOUR SELON L'ÂGE*

Évidemment, ne visez pas un objectif trop élevé en commençant !

Une bonne façon de progresser est de calculer votre nombre de pas moyen la première semaine. Puis, vous ajoutez 1 000 pas par jour le premier mois, 2 000 pas par jour le deuxième mois, et ainsi de suite, afin d'avoir une progression lente mais efficace et sécuritaire, et d'atteindre enfin les 10 000 pas.

Prenons l'exemple d'une femme qui fait en moyenne 4 000 pas dans sa journée.

Elle doit donc viser à augmenter son nombre de pas à 5 000 par jour le premier mois, à 6 000 par jour le mois suivant, pour en arriver à atteindre 10 000 pas au bout de 6 mois.

* Source : Gaudet-Savard, Thierry et Dr Paul Poirier. « Le podomètre : un nouvel outil pour simplifier votre prescription d'exercice », MedActuel FMC, 18 février 2004, pages 8-11.

Pour vous situer en termes de minutes de marche :
- 30 minutes de marche lente équivalent à environ 3 000 pas ;
- 30 minutes de marche modérée équivalent à environ 3 330 pas ;
- 30 minutes de marche rapide équivalent à environ 3 750 pas.

En comparaison, 30 minutes de marche modérée équivalent à :
- 20 minutes de vélo ;
- 20 minutes de natation ;
- 20 minutes de ski de fond ;
- 15 minutes de patin à roues alignées ;
- 30 minutes d'entraînement avec des poids (en salle d'entraînement ou avec des poids à la maison).

Rappelez-vous que si vous êtes incapable de parler lorsque vous marchez, c'est que vous travaillez à une trop grande intensité.

Voici un petit programme de marche (figure suivante) pour celles qui débutent et qui préfèrent calculer leur marche en nombre de minutes plutôt qu'en nombre de pas. Ceci est un exemple de progression de votre marche. Il en existe beaucoup d'autres.

Si vous êtes déjà active, ce programme ne vous conviendra pas. Cela signifie que vous avez déjà choisi de bien entretenir cette belle machine qu'est votre corps. Adressez-vous à un kinésiologue afin qu'il vous propose un programme de marche personnalisé qui correspondra vraiment à vos besoins.

Programme de marche pour débutante

Semaines\Jours (minutes de marche)	Lundi	Mardi	Mercredi	Jeudi	Vendredi	Samedi	Dimanche
Semaine 1	15		15		15		
Semaine 2	20		20		20		
Semaine 3	25		20		25		
Semaine 4	25		30		25		
Semaine 5	30		30		30		
Semaine 6	30		30	20		30	
Semaine 7	30		35	25		30	
Semaine 8	35		35	30		35	
Semaine 9	35		40	35		30	
Semaine 10	40		35	40		35	
Semaine 11	40		40	35		45	
Semaine 12	45		45	45		45	

En pratique : les autres activités

Quelles sont les autres activités que vous devriez pratiquer à 60 ans ?

Toutes les activités sont bonnes, mais rappelez-vous une chose : vous devez avoir du plaisir !

Oui, il est vrai que pour protéger vos os, vous devez favoriser une activité qui vous permet de supporter votre poids, soit la marche, le jogging, la danse aérobique, la marche en montagne, le patin, la bicyclette, le tennis, le patin à roues alignées, la danse…

Je vous rappelle le mot d'ordre : Savourez et ayez du plaisir !

Choisissez une activité en vous questionnant sur les points suivants :

Plus jeune, quelle était l'activité qui vous plaisait le plus et que vous avez envie, aujourd'hui, de réessayer ?

Préférez-vous faire une activité entre amies, ou plutôt une activité plus solitaire ?

Aimez-vous les activités extérieures ou intérieures ?

Est-ce que vous préférez les activités qui demandent plus de technique, le golf ou le tennis, par exemple, ou encore celles qui ne requièrent qu'un équipement minime, comme la marche ?

J'ajouterai ceci : si vous avez des petits-enfants, pensez au plaisir de marcher, de jardiner, ou de pratiquer toute activité… avec eux.

La marche seule vous permettra-t-elle d'améliorer votre équilibre et votre force musculaire ?

Il est préférable d'ajouter quelques petits exercices qui raffermiront vos muscles et vous permettront de garder votre équilibre, et ainsi éviter les chutes lorsque vous serez beaucoup plus âgée ! Le jardinage, les quilles, le yoga, le tai chi, la promenade avec le chien, monter et descendre des escaliers, etc., sont autant de façons de faire travailler vos muscles.

Pour celles qui aiment l'entraînement musculaire, je vous suggère de faire de la musculation au moins 2 fois par semaine, à raison de 10 à 12 répétitions par exercice. Les salles d'entraînement (ou gym) peuvent rebuter certaines. Il n'est pas facile de s'entraîner en public, surtout si on est débutante. Cependant, il existe des centres de conditionnement physique réservés exclusivement aux femmes, où vous pouvez faire de belles rencontres, trouver une motivation et un plaisir à pratiquer en groupe une activité physique, et où, surtout, des professionnels vous aideront à établir un programme d'entraînement sécuritaire, agréable et adapté à vos besoins et à vos capacités. Elle-Santé, Curves Québec, le Centre de conditionnement physique pour la femme… Magasinez !

Une fois que vous aurez maîtrisé certains exercices, vous pourrez même les pratiquer à la maison. Il ne vous faudra alors qu'un tapis de sol, de petits poids pour les bras, etc. N'oubliez jamais, cependant, de faire preuve de prudence, parce que même au cours d'exercices tout simples, il est toujours possible de se blesser, peu importe votre âge !

Beaucoup de femmes ont peur de faire des exercices musculaires par crainte de développer de « gros muscles ». Mais rassurez-vous, à cause de votre génétique et de vos hormones, il est très peu probable que cela se produise. L'entraînement musculaire vous permet de tonifier vos muscles sans prendre de volume.

N'oublions pas que si vous êtes inactive, vous perdez jusqu'à 10 % de votre masse musculaire tous les 10 ans à partir de l'âge de 30 ans. C'est donc dire qu'à 60 ans, si vous demeurez inactive, vous risquez de perdre jusqu'à 30 % de cette masse musculaire. On peut donc imaginer facilement les problèmes d'équilibre que vous risquez d'éprouver, sans parler des blessures par manque de tonus musculaire.

Bonne nouvelle !

Une musculature abdominale et dorsale en santé permet de diminuer les douleurs lombaires chroniques. Cela vous permet aussi d'atténuer les douleurs, de même que de faciliter les mouvements lorsque vous souffrez d'arthrose aux genoux, et ce, sans parler de la diminution des risques de chute par un meilleur équilibre et une meilleure stabilité.

Pour terminer votre programme d'activité physique, il est fortement suggéré d'ajouter quelques exercices de flexibilité pour étirer les muscles qui auront travaillé.

Regardons les effets de l'âge sur votre organisme et ceux reliés à la pratique d'une activité physique !

J'ai pensé vous présenter un résumé des avantages d'être active à 60 ans. Faites-en des copies pour vos proches !

LES EFFETS DE L'ÂGE ET DE L'EXERCICE RÉGULIER

Effets de l'âge	Effets de l'exercice régulier
Diminution de la capacité cardiovasculaire et de la force de contraction du muscle cardiaque	Augmentation de la capacité cardiovasculaire et de la force de contraction du muscle cardiaque
Augmentation de la tension artérielle	Diminution de la tension artérielle
Augmentation du risque de diabète de type 2	Diminution du risque de diabète de type 2
Augmentation des douleurs secondaires à l'ostéoarthrite	Diminution des douleurs secondaires à l'ostéoarthrite
Augmentation du tissu adipeux	Diminution du tissu adipeux
Augmentation du risque de chutes	Diminution du risque de chutes
Augmentation du risque d'infarctus et d'ACV	Diminution du risque d'infarctus et d'ACV
Diminution de la densité osseuse	Augmentation ou maintien de la densité osseuse
Diminution de la masse musculaire	Augmentation ou maintien de la masse musculaire
Diminution des capacités cognitives	Augmentation ou maintien de ces capacités
Diminution de la flexibilité	Augmentation de la flexibilité

En résumé, trouvez-moi une pilule qui comporte tous les bienfaits de l'activité physique pour l'organisme et ne cause aucun effet secondaire, et je vous la prescrirai! La meilleure pilule pour prévenir les problèmes de santé demeure l'activité physique. Elle ajoute de bonnes années à votre vie et de la vie à vos années!

Ce qu'en pense France

1. Que fais-tu lorsque tu as besoin de plus d'énergie, par exemple, avant un tournage plus long, ou encore pour te préparer aux réunions que requièrent tes émissions de télévision?

Il faut que je marche!

J'essaie aussi de monter le plus possible les escaliers qui viennent à ma rencontre!

2. Quelle est ton activité physique préférée pour te maintenir en forme? En as-tu plus d'une?

J'adore marcher à l'extérieur depuis que je suis toute petite!

J'aime la nature.

Mon autre activité préférée est le tennis. Et imagine que je joue avec mon fils! Puis-je te dire que ses chums n'en reviennent pas!?

Et j'ai essayé la méthode Curves que j'ai beaucoup aimée. Je conseille cela pour les femmes. C'est simple, c'est 30 minutes et tu ne risques pas de te blesser.

Mais je ne suis pas forte sur les exercices de musculation!

3. Vois-tu une différence lorsque tu restes un certain temps sans faire de l'exercice? Si oui, où vois-tu la différence?

Écoute, si je suis quelques jours sans bouger, je le sens! On dirait que je rapetisse, que je me sens vieille, courbaturée, que je n'ai pas d'aisance dans mes mouvements.

J'essaie de faire de l'activité physique tous les jours et je varie entre 30 et 60 minutes par jour!

4. Quels conseils donnerais-tu à nos lectrices qui détestent faire de l'activité physique?

Mesdames, prenez-le temps de chercher vraiment quelque chose qui vous plaît! C'est certain que vous allez trouver! Ça peut être danser, s'amuser avec les petits-enfants, jouer au ballon, jardiner, etc. Mais on a toutes une activité qui nous plaît.

Le corps est fait pour bouger!

Un trio parfait pour prévenir les problèmes de santé

Il faut être de bonne foi avec soi-même. Je vous jure que ça vaut la peine de se forcer et ainsi en retirer tous les bénéfices que cela nous apporte !

Mais arrêtez de faire des choses que vous n'aimez pas !

5. Quelle activité tu aimais faire enfant ?

J'aimais sauter à la corde, aller à la pêche, faire de la bicyclette, aller dans le bois ! Comme tu vois, ce qu'on aimait faire enfant, habituellement, on aime encore cela adulte !

RÉPONSES AU QUIZ

1. La pratique d'une activité physique peut diminuer votre tension artérielle systolique (le chiffre du haut) de 10 mm Hg, comme le ferait un médicament pour diminuer la tension (hypotenseur).
A- Vrai

2. L'exercice retarde le déclin des fonctions respiratoires associé au vieillissement.
A- Vrai

3. L'activité physique entraîne systématiquement une perte de poids.
B- Faux

4. En raison de l'obésité et du surpoids, à combien de personnes prévoit-on que le nombre de diabétiques de type 2 (125 millions en 1988) passera en 2020 ?
D- 250 millions

Notes personnelles

Élément numéro 3 : la gestion du stress

On sait qu'une trop grande quantité de stress peut entraîner des problèmes de santé physiques et psychologiques. Le stress peut augmenter la tension artérielle, le taux de cholestérol, le niveau de glycémie, les troubles du rythme cardiaque. Il est un des principaux facteurs de risque des maladies cardiovasculaires.

Qui dit stress ne veut pas dire nécessairement stress négatif. Il peut y avoir des stress positifs qui sont en réalité une stimulation, par exemple, tomber amoureuse, gravir une montagne relativement haute, etc. Mais ce qui devient problématique, c'est la façon dont on perçoit ces nombreuses sources de stress et comment on y fait face. L'accumulation de sources de stress peut influer sur votre santé si vous ne développez pas de bons moyens pour la gérer.

Voyons voir la définition du stress tel que décrit dans *Le Petit Robert*. On définit le stress comme « la réponse de l'organisme aux facteurs d'agression physiques ou psychologiques ainsi qu'aux émotions agréables ou désagréables qui nécessitent une adaptation ».

Comme nous le montre cette définition, le stress fait partie de la vie.

Il faut aussi être consciente que chaque personne réagit différemment aux événements stressants. Vos réactions dépendent de vos croyances, de votre personnalité, de vos perceptions et des situations de stress elles-mêmes.

Les dix principales sources de stress[22, 60]
- perte d'un être aimé ;
- grave maladie ou blessure ;
- divorce ou séparation ;
- difficultés financières ;
- perte d'un emploi ;
- mariage ;
- déménagement ;
- grave dispute avec un ami intime ;
- la retraite ;
- naissance d'un enfant.

Il semble que notre société, qui accorde une grande importance à la performance, soit en partie responsable de l'augmentation du niveau de stress de la population. La mondialisation implique des changements continuels, et le niveau de stress est lié directement à notre capacité d'adaptation aux changements.

Et il ne faut pas s'imaginer que cela n'affecte que les plus jeunes. Si vous regardez la liste, vous pouvez constater que tous ces événements peuvent se produire n'importe quand dans votre vie ! La naissance d'un enfant, par exemple, est un événement positif pour une grand-mère, mais devient aussi une source de stress, car en plus de se préoccuper de ses propres enfants, elle va aussi s'en faire pour ses petits-enfants.

Vous vous rappelez probablement que, dans les années 1960-1970, on parlait de développer une société de loisirs, alors que, aujourd'hui, les loisirs occupent peu d'espace dans l'organisation de nos journées. On manque toujours de temps ! Écoutez les gens dans la rue ; la majorité se plaignent de ce manque de temps, ils voudraient tous que les journées s'allongent !

Par ailleurs, que vous le vouliez ou non, on devient toutes de plus en plus facile, à joindre. Adieu intimité ! Le téléphone cellulaire, le téléavertisseur, l'ordinateur portable, le télécopieur, et ce, sans compter le téléphone de la maison et l'ordinateur de bureau. Bref, pour jouir d'un peu de tranquillité, il faut presque se retrouver sur une île déserte.

Ceci constitue une bonne source de stress, car il faut apprendre à manipuler ces nouvelles technologies. Et cela augmente le niveau d'attente des gens qui veulent vous parler. On s'attend à ce que vous répondiez, et vite !

D'ailleurs, juste pour vous faire sourire, avez-vous déjà été passablement irritée par quelqu'un, dans un restaurant, à une table près de vous, qui parlait au téléphone cellulaire comme s'il tenait à ce que vous participiez à sa conversation ? Belle source de stress !

Vous avez vu précédemment, au chapitre 3, les signes et les symptômes du stress.

Les docteurs Robert Béliveau et Jacques Lafleur ont publié un très bon livre intitulé *Les quatre clés de l'équilibre personnel*[60], dans lequel on retrouve un questionnaire pour faire l'inventaire de ses symptômes de stress.

VOTRE NIVEAU DE STRESS

Faites le test suivant pour vérifier votre niveau de stress.

Accordez-vous le nombre de points correspondant au niveau auquel vous avez ressenti chacun des symptômes suivants au cours du dernier mois.

0 = Jamais
1 = Un peu ou rarement
2 = Modérément
3 = Très souvent

0 1 2 3   J'ai le visage tendu (mâchoires serrées, front crispé, etc.).

0 1 2 3   J'ai des tensions dans la nuque ou dans le cou.

0 1 2 3   Je sens de la pression sur mes épaules.

0 1 2 3   Je suis crispée (poings serrés, tendance à sursauter).

0 1 2 3   J'ai des maux de tête.

0 1 2 3   J'ai des maux de dos.

0 1 2 3   J'ai des tremblements.

0 1 2 3   Je perds mes cheveux (alopécie).

0 1 2 3   J'ai des problèmes de peau (prurit, psoriasis, eczéma).

0 1 2 3   J'ai continuellement besoin de bouger.

0 1 2 3   J'ai de la difficulté à me détendre.

0 1 2 3   Je me sens fatiguée.

0 1 2 3   Je sens une boule dans ma gorge.

0 1 2 3   Je dors mal. / Je prends des médicaments pour dormir.

0 1 2 3   Je mange plus (ou moins) que d'habitude.

0 1 2 3   Je ressens des bouffées de chaleur ou des frissons.

0 1 2 3   J'ai des palpitations.

0 1 2 3   J'ai une sensation d'oppression ou de point dans la poitrine.

0 1 2 3   J'ai souvent froid aux mains ou aux pieds.

0 1 2 3   Je transpire, j'ai les mains moites.

0 1 2 3   Je souffre de constipation ou de diarrhée.

0 1 2 3   J'ai des brûlures d'estomac.

0 1 2 3   Je suis impatiente.

0 1 2 3   J'ai la gorge sèche.

0 1 2 3   Je panique.

0 1 2 3   Je me mets en colère pour rien. Je suis irritable.

0 1 2 3   Je suis triste.

0 1 2 3   Je n'ai plus le sens de l'humour.

0 1 2 3   Je vois tout comme une montagne.

0 1 2 3   J'ai des comportements brusques, je laisse tout tomber, j'ai des gestes malhabiles.

0 1 2 3   Je fais tout vite.

0 1 2 3   Je me sens pressée ou débordée.

0 1 2 3   Je bois davantage d'alcool et/ou je fume de plus en plus.

0 1 2 3   Mon désir sexuel a changé.

0 1 2 3   Je suis intolérante.

Beaucoup d'autres symptômes auraient pu être ajoutés. Je m'arrête ici pour éviter que l'exercice devienne fastidieux. Ce questionnaire vous permet d'identifier, sur les 35 symptômes, ceux que vous avez ressentis au cours du dernier mois, de même que leur intensité.

Si vous avez plus d'une dizaine de symptômes et que vous avez souvent noté 2 ou 3, cela signifie que vous devez effectuer certains changements pour diminuer l'intensité et le nombre de vos symptômes.

COMMENT GÉRER VOTRE NIVEAU DE STRESS ?

Bien gérer son stress, c'est réussir à maintenir un équilibre entre le travail, les loisirs et la famille, en plus de se réserver du temps pour soi !

Plus facile à dire qu'à faire, me direz-vous ! Vous avez entièrement raison. Mais nous allons regarder les petits trucs susceptibles de vous aider à atteindre le plus possible cet état d'équilibre. Évidemment, chaque personne va choisir ce qui lui convient. Ce n'est pas un *one fits all* !

Pour certaines femmes, diminuer les symptômes du stress se fait par le repos et la relaxation. Vous devez savoir vous arrêter et prendre du repos lorsque c'est nécessaire. Si vous avez l'impression d'être incapable de vous arrêter, plusieurs méthodes de relaxation sont à votre portée, en autant que vous y mettiez un peu de temps et que vous appreniez à maîtriser les techniques.

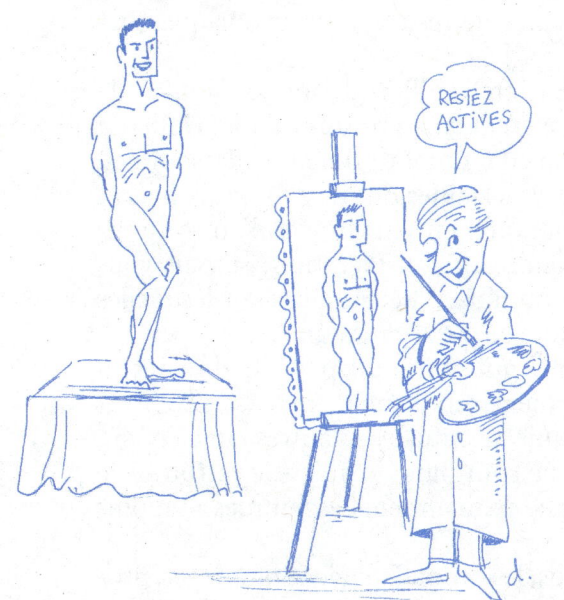

La méditation, le tai chi et le yoga sont autant de moyens pour diminuer votre niveau de stress en détendant l'esprit et le corps. Prenez le temps de vous informer des endroits où l'on offre des cours d'initiation à ces techniques. Plusieurs de mes patientes, très réticentes au début, ont pu trouver la méthode qui leur convenait, et cela leur a permis d'apprécier la vie de nouveau!

D'autres décideront simplement d'aller prendre un bain relaxant ou un sauna, et apaiseront ainsi l'état anxieux dans lequel elles se trouvent.

Pour d'autres encore, le meilleur remède contre le stress consiste à faire une longue promenade à pied tous les jours!

Je vous dirais qu'il y a autant de moyens différents de contrôler vos symptômes reliés au stress qu'il y a de femmes qui en souffrent!

À vous de trouver la méthode qui vous convient le mieux!

Il n'en demeure pas moins que le fait d'être plus à l'écoute de vos émotions et d'opter pour des comportements sains favorise un meilleur contrôle des changements que vous apporte votre lot d'adaptations quotidiennes[16, 18, 22, 60].

COMMENT GÉRER LE MIEUX POSSIBLE VOS « STRESSEURS » ?

Prenez le temps de lire les dix points de cette recette qui, je crois, vous permettra de rendre votre vie plus satisfaisante :
- avoir une alimentation saine ;
- pratiquer une activité physique qui vous plaît, et ce, le plus régulièrement possible ;
- avoir un sommeil réparateur ;
- apprendre à mieux relaxer ;
- avoir un bon sens de l'humour ;
- entretenir un bon réseau social (famille, amis) ;
- gérer votre temps afin d'en garder un peu pour vous ;
- mieux vous organiser (on accumule tellement de choses !) ;

- accorder de l'importance aux choses qui en valent vraiment la peine ;
- refuser de faire des choses qui sont en désaccord avec vos valeurs profondes.

QUI DIT STRESS DIT SOUVENT INSOMNIE !

Je me permets de faire un petit spécial et de regarder avec vous quelques solutions aux problèmes d'insomnie.

Comme on le mentionnait plus haut, en vieillissant, nos habitudes de sommeil changent. Certaines personnes préfèrent faire une sieste dans la journée et dormir moins longtemps durant la nuit. Le nombre d'heures de sommeil nécessaires variant d'une personne à l'autre, certaines ont besoin de six heures de sommeil pour se sentir en forme, alors qu'il en faut huit à d'autres pour obtenir le même résultat. L'élément à prendre en considération : si vous vous levez et que vous vous sentez reposée, le nombre d'heures pendant lesquelles vous avez dormi est suffisant et votre sommeil a été réparateur.

On appelle insomnie initiale l'insomnie qui se traduit par une difficulté à s'endormir. Par contre, certaines s'endorment rapidement, mais se réveillent très tôt le matin ; il s'agit alors d'insomnie terminale. D'autres, finalement, s'endorment mais se réveillent la nuit et ne sont plus capables de retrouver le sommeil ; c'est ce que l'on appelle l'insomnie de maintien. Les femmes sont plus enclines à souffrir d'insomnie avec l'âge.

Chez les femmes âgées de 60 ans et plus, le sommeil devient plus léger, probablement à cause des changements biologiques, mais aussi à cause d'une plus grande sensibilité à l'environnement, d'une anxiété plus importante, etc.

En premier lieu, il faut identifier les causes de votre difficulté à dormir. Voici donc les différents facteurs susceptibles de perturber votre sommeil[6] :
- consommation abondante d'excitants (thé, café, cola, chocolat, menthe), et ce, jusque tard dans la soirée ;
- tabagisme (le tabac est un fort excitant) ;
- activité physique moins de deux heures avant d'aller au lit ;
- consommation importante d'alcool (la consommation d'alcool en trop grande quantité n'apporte pas un sommeil réparateur) ;
- environnement inadéquat, non propice au sommeil (éclairage trop important, température trop chaude ou trop froide, trop de bruit) ;
- conjoint(e) qui ronfle ;
- troubles digestifs, comme le reflux gastro-œsophagien (RGO) ;
- apnée du sommeil ;
- prise de médicaments vous obligeant à vous lever souvent pour uriner ;
- prise de médicaments stimulants (décongestionnants, par exemple) ;
- mauvaise hygiène du sommeil (siestes trop longues ou trop fréquentes durant la journée, peu de stimulation ou de dépenses énergétiques durant la journée, heures de sommeil irrégulières) ;

- émissions stimulantes à la télé en soirée (films d'action, par exemple) ;
- télévision dans la chambre (cela incite à la regarder jusqu'à l'heure du coucher et à oublier de vous accorder le temps de relaxation nécessaire avant d'éteindre la lumière) ;
- événements stressants (au travail, à la maison) ;
- troubles anxieux ou dépressifs ;
- changements hormonaux (ménopause) ;
- rester devant l'ordinateur jusqu'à l'heure du coucher ;
- syndrome des jambes sans repos (mouvements brusques des jambes durant le sommeil).

Une fois la ou les causes identifiées, que faut-il faire pour tenter d'améliorer votre sommeil ?

En premier lieu, il faut essayer d'apporter les changements nécessaires pour diminuer ou éliminer les facteurs mentionnés ci-haut.

Voici quelques suggestions pour vous aider à vous retrouver agréablement dans les bras de Morphée :
- Adonnez-vous à une activité physique plus régulièrement, mais pas dans les deux heures précédant le coucher.
- Prévoyez au moins une heure avant le coucher pour décompresser. Optez pour des activités qui détendent telles un bain chaud, la lecture ou l'écoute d'une musique relaxante avant d'aller dormir.
- Si vous avez beaucoup de choses en tête pour le lendemain, écrivez la liste de ces choses à faire puis mettez-la de côté. Cela vous aidera à libérer votre cerveau.
- Allez au lit seulement si vous ressentez une certaine somnolence.
- Couchez-vous et réveillez-vous à la même heure tous les jours, même si vous avez l'impression de ne pas avoir assez dormi la nuit précédente. L'organisme doit avoir une routine de sommeil.
- Réservez la chambre à coucher pour les activités sexuelles et le sommeil. Ce n'est pas l'endroit pour manger, téléphoner ou regarder la télévision.
- Évidemment, préférez une chambre à coucher calme et sombre.
- Si vous ne dormez pas, ne restez pas au lit plus de 30 minutes. Levez-vous, sortez de la chambre, faites une activité relaxante, détendez-vous dans un fauteuil. Retournez dans votre lit seulement quand l'envie de dormir s'installe.
- Ne prenez pas de repas trop copieux avant de vous coucher et évitez les excitants tels le café ou le tabac.
- Si vous avez de la difficulté à dormir, ne faites pas de sieste l'après-midi.

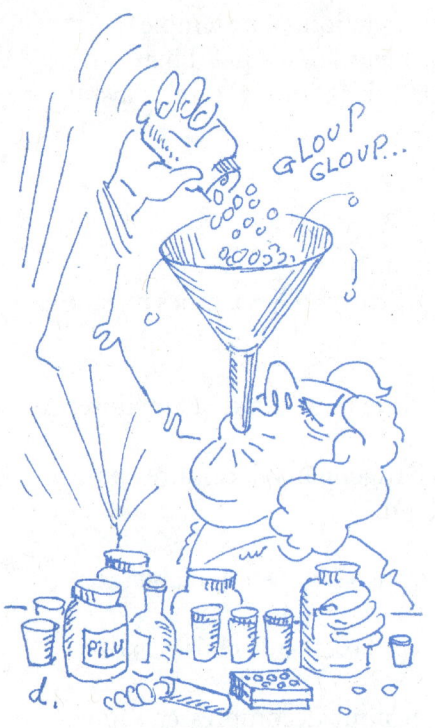

Et si vous faites tout cela et que vous ne retrouvez pas le sommeil, que pouvez-vous faire ?

Évidemment, on préfère éviter d'avoir recours aux médicaments, car on sait que l'on peut développer rapidement une dépendance aux somnifères ou aux anxiolytiques.

Mais les somnifères peuvent être efficaces à court terme. Il faut cependant rester vigilante, car ils peuvent entraîner de la somnolence ou des étourdissements durant la journée, modifier votre cycle de sommeil ou encore vous faire développer une tolérance, ce qui amène à augmenter sans cesse la dose. Par ailleurs, si vous les prenez pendant une trop grande période, ils peuvent occasionner des symptômes de sevrage lorsque vous voudrez en arrêter la prise.

Il faut donc prendre le temps de discuter avec votre médecin afin de trouver la meilleure méthode pour améliorer votre sommeil.

Vous trouverez dans le chapitre 8 des approches alternatives pour améliorer le sommeil qui méritent d'être essayées.

Ce qu'en pense France

1. Quels moyens prends-tu pour diminuer ton niveau de stress ?

Encore une fois, je dirais que la marche est probablement un des bons moyens pour diminuer mon stress !

2. Y a-t-il des choses que tu as essayées et qui n'ont pas fonctionné ?

Oui, tout ce qui tente de trop me calmer !

Le tai chi, le yoga, je sais que c'est bon, mais lorsque je vois que je n'arrive pas à me déstresser, alors que les autres réussissent, je me stresse encore plus !

3. As-tu déjà eu des problèmes d'insomnie ?

Oui. Mais actuellement, je dirais que j'ai plutôt le sommeil léger !

4. Aurais-tu quelques conseils à donner à nos lectrices pour contrer ce problème ?

J'aime bien prendre des bains chauds, je médite.

Je prends une tisane à la camomille.

L'environnement dans lequel on dort est à prendre en considération lorsque l'on veut améliorer la qualité de notre sommeil !

Et, ne ris pas, mais je commence un livre plate ! Je m'endors à tout coup !

Une chose importante, si tu te couches avec de multiples tracas, il y a peu de chances que tu dormes !

Notes personnelles

Chapitre 7
L'hormonothérapie de remplacement (HTR) à 60 ans

Y a-t-il encore de la place pour l'HTR dans la soixantaine[2, 6, 9, 56, 61, 62, 64]? Je vous répondrais oui, mais avec un bémol.

Dans ce cas aussi, il faut se montrer prudente. Depuis la publication de l'étude «Women's Health Initiative» (Étude WHI), les recommandations sont très claires: les hormones ne devraient être prescrites qu'aux femmes qui présentent des symptômes de ménopause affectant leur qualité de vie. Nous reparlerons de cette étude plus loin.

L'hormonothérapie est réservée aux femmes qui:
• ressentent des symptômes très dérangeants nuisant à leur qualité de vie;
• n'ont pas d'antécédent personnel de cancer du sein;
• n'ont pas d'antécédent familial de cancer du sein du côté d'un parent du premier degré;
• n'ont pas d'autres contre-indications aux œstrogènes et aux progestatifs (voir les listes ci-dessous).

Contre-indications aux œstrogènes[2]:
• antécédents de thrombose veineuse profonde ou d'embolie pulmonaire;
• antécédents de maladie cardiaque ischémique ou d'accident vasculaire cérébral;
• hypertension artérielle mal contrôlée;
• diabète de plus de 20 ans ou diabète accompagné de complications telles rétinopathie (yeux), néphropathie (reins) ou neuropathie (nerfs);
• thrombophilie grave connue;
• migraine avec aura ou accompagnée de problèmes neurologiques telles perte de vision, vision embrouillée, difficulté à parler;
• chirurgie majeure vous obligeant à demeurer immobilisée plus de quatre semaines;
• tabagisme après 35 ans (plus de 15 cigarettes par jour);
• cancer du sein;
• cancer de l'endomètre;

- saignement utérin anormal ;
- problèmes hépatiques aigus (foie).

Contre-indications aux progestatifs[2] :
- cancer du sein ;
- saignements vaginaux inexpliqués ;
- grossesse.

Si vous avez encore beaucoup de symptômes liés à votre post-ménopause, que vous trouvez que votre qualité de vie en est vraiment altérée, il se peut que l'une des solutions soit l'hormonothérapie de remplacement (hormones synthétiques). Cette thérapie implique cependant un suivi régulier avec votre médecin de famille ainsi qu'une mammographie et un examen clinique des seins, selon ses recommandations.

Par ailleurs, vous devez vérifier si vous avez donné toutes les chances à votre corps pour affronter les symptômes qui persistent à la post-ménopause. Tout comme pour les femmes de 50 ans, chaque femme de 60 ans vit et tolère différemment ces symptômes.

Voici d'abord cinq questions pertinentes :
1. Pourquoi devrais-je prendre des hormones ? (Mes symptômes)
2. Ai-je essayé toutes les autres options ?
3. Suis-je susceptible de développer un cancer du sein ?
Ai-je des antécédents personnels/familiaux de cancer du sein (mère ou sœur ayant eu un cancer du sein avant la ménopause) ?
4. Suis-je susceptible de développer une maladie cardiovasculaire ?
Ai-je des antécédents personnels de maladies cardiovasculaires (angine, infarctus) ? Ai-je un ou plusieurs facteurs de risque de maladies cardiovasculaires (tabagisme, inactivité physique, obésité, diabète, cholestérol élevé, hypertension artérielle, antécédents familiaux de maladies cardiovasculaires) ?
5. Est-ce qu'il y a plus d'inconvénients que d'avantages pour moi à la prise d'hormones synthétiques ?

Répondez ensuite aux questions qui suivent pour vous assurer que vous avez mis toutes les chances de votre côté :
6. Est-ce que je bouge régulièrement (au moins 30 minutes tous les jours) ?
7. Est-ce que j'ai cessé de fumer ? (Fumer augmente les bouffées de chaleur.)
8. Est-ce que je me nourris assez bien (alimentation comprenant fruits et légumes, poissons et légumineuses) ?
9. Est-ce que mon alimentation présente assez d'aliments contenant du soya ?

10. Est-ce que je surveille ma consommation d'aliments plus « excitants » tels caféine, chocolat, etc. ?

11. Est-ce que je contrôle ma consommation de vin ? (L'alcool provoque des bouffées de chaleur.)

12. Est-ce que je possède de bons moyens pour contrôler mon niveau de stress lorsqu'il a tendance à augmenter ? (Le stress augmente les bouffées de chaleur et l'irritabilité.)

13. Suis-je un sujet à risque de faire de l'ostéoporose ?

Si vous avez des symptômes qui perturbent véritablement votre vie, si vous avez répondu non aux questions 3, 4 et 5 et que vous avez répondu oui aux questions 2 et de 6 à 13, peut-être que de petites doses d'hormones peuvent vous aider !

Voyons les avantages et les inconvénients de prendre des hormones.

Avantages de l'HTR :
• meilleur sommeil ;
• diminution des bouffées de chaleur ;
• meilleure humeur ;
• diminution des douleurs osseuses ;
• diminution de la sécheresse (peau et muqueuses) ;
• amélioration de la mémoire et des problèmes de concentration ;
• effet positif sur la sexualité et les troubles urinaires ;
• prévention de l'ostéoporose.

Inconvénients :
• douleurs aux seins ;
• douleurs aux jambes ;
• sensation de gonflement, de ballonnement, d'œdème ;
• saignements vaginaux.

Mais qu'en est-il de cette fameuse étude qui a créé une tempête dans le monde de l'hormonothérapie ? En savons-nous un peu plus maintenant[62, 63] ?

Eh bien oui ! Comme je le mentionnais précédemment, cette étude a démontré qu'il fallait être prudents lorsque nous, médecins, prescrivons des hormones.

Contrairement à ce que nous pensions, il n'a pas été démontré que l'HTR prévient l'apparition de maladies cardiovasculaires.

On a même rapporté :
- une possibilité d'augmentation du risque de maladies cardiovasculaires (7 cas sur 10 000) ;
- une possibilité d'augmentation de cas d'ACV (8 cas sur 10 000) ;
- une possibilité d'augmentation de cas de thromboembolie (18 cas sur 10 000).

Cependant, il faut aussi spécifier que la moyenne d'âge était située entre 60 et 70 ans au début de cette étude (risque cardiaque élevé), que la moitié des participantes fumaient ou avaient déjà fumé et que 30 % d'entre elles avaient une tension artérielle élevée (risques cardiaques, d'AVC et de thromboembolie élevés). Finalement, 33 % des femmes participantes étaient obèses.

On sait que le cancer du sein est le plus fréquent chez les femmes (1 femme sur 8 parmi celles qui vivent jusqu'à 85 ans). L'étude a confirmé que prendre des hormones pendant cinq ans ou moins ne crée pas de risques supplémentaires. Si on continue la prise d'hormones au-delà de 5 ans, le risque est de 8 nouveaux cas sur 10 000.

Je trouve important à ce stade-ci de vous démontrer qu'il y a d'autres facteurs qui augmentent encore plus le risque de développer un cancer du sein :
- l'abus d'alcool double le risque d'avoir un cancer du sein ;
- l'obésité double aussi ce risque ;
- le tabagisme augmente de 1,5 fois ce risque ;
- l'hormonothérapie de remplacement (HTR) l'augmente de 26 %.

La Société des obstétriciens et gynécologues du Canada a énoncé ces deux affirmations lors de la Conférence canadienne de consensus sur la ménopause, en février 2006[2] :

« L'accroissement du risque de cancer du sein après un traitement combiné œstrogènes-progestatifs est d'ampleur similaire à celui qu'engendrent d'autres variables liées au mode de vie. »

« Le risque accru de cancer du sein associé à l'utilisation des hormones revient à la normale dans les cinq ans suivant l'arrêt de l'hormonothérapie. »

> **IMPORTANT**
> Le fait de prendre une marche de 1 à 3 heures par semaine diminue le risque de cancer du sein de 18 % !

C'est pourquoi nous pouvons avancer que, pour les femmes qui ont encore des symptômes très incommodants affectant leur qualité de vie, l'hormonothérapie est envisageable en autant que l'on prenne la plus petite dose et durant la période la plus courte possible.

Pour celles qui ont peu ou pas de symptômes, il n'est pas recommandé de prendre des hormones de synthèse, pour prévenir les problèmes cardiovasculaires ou le cancer du sein.

L'important, si vous optez pour l'hormonothérapie, c'est que vous puissiez prendre une décision éclairée en discutant avec votre médecin de famille. Ensemble, vous déciderez de quel type d'hormones vous avez besoin, de la forme sous laquelle il est préférable que vous les preniez (comprimés, gels, timbres…) et du dosage approprié pour soulager vos symptômes.

Je tiens à vous rappeler qu'il faut prendre le plus petit dosage possible, et ce, sur la plus courte période possible.

Vous seriez en droit de me demander : « J'ai entendu dire que l'HTR est un bon moyen de prévenir l'ostéoporose. Est-ce vrai ? »

Oui, c'est vrai.

Cependant, il existe actuellement d'excellents traitements pour la prévention et le traitement de l'ostéoporose (voir chapitre 5). C'est pourquoi, si vous n'avez pas de symptômes qui perturbent votre qualité de vie, il est préférable de choisir une autre option que l'HTR.

Si vous décidez toutefois de prendre des hormones, lesquelles devez-vous prendre ? Bonne question, car ce n'est pas le choix qui manque. Sans vous décrire en détail chacun des produits, les trois tableaux[2] qui suivent vous proposent une liste des marques offertes sur le marché.

IMPORTANT

Si vous prenez des hormones et que vous envisagez d'arrêter, parlez-en à votre médecin de famille. Il est préférable de ne pas les arrêter du jour au lendemain, car vous pourriez voir réapparaître vos symptômes de façon plus intense, et peut-être même en plus grand nombre.

PRÉPARATIONS D'ŒSTROGÈNES

Nom commercial	Type d'hormones	Doses possibles (mg)
Voie orale		
Premarin CES Congest	Œstrogènes conjugués	0,3 – 0,625 – 0,9 – 1,25 – 5 – 10
Ogen	Estropipate	0,625 – 1,25 – 2,5
Estrace	17b-estradiol (micronisé)	0,5 – 1 - 2
Néo-Estrone	Œstrogènes estérifiés	0,3 – 0,625 – 1,25
Voie transdermique		
Estrogel (gel)	17b-estradiol	1 fois par jour
Climara (timbre matriciel)	17b-estradiol	0,06 % gel topique
Estraderm (timbre réservoir)	17b-estradiol	1 fois par semaine
Estradot (timbre matriciel)	17b-estradiol	0,025 – 0,05 – 0,075 – 0,1 (mg/jour)
Oesclim (timbre matriciel)	17b-estradiol	2 fois/semaine 0,025 – 0,05 – 0,1 (mg/jour)
Voie vaginale		
Premarin (crème)	Œstrogènes conjugués	2 fois/semaine
Estring (anneau)	17b-estradiol	25 – 37,5 – 50 – 75 – 100 (mg/jour)
Vagifem (25ug/comprimé vaginal)	17b-estradiol	2 fois/semaine
Néo-Estrone (crème)	Œstrone	0,025 – 0,05 (mg/jour)

L'hormonothérapie de remplacement (HTR) à 60 ans

PRÉPARATIONS DE PROGESTATIFS

Nom commercial	Type d'hormones	Doses possibles (mg)
Voie orale		
Provera	Acétate de médroxyprogestérone	2,5 – 5 – 10 - 100
Provera pak	Acétate de médroxyprogestérone	5mg (contient 14 comprimés) 10 mg (contient 10 comprimés)
Ratio-MPA	Acétate de médroxyprogestérone	2,5 – 5 - 10
Prometrium	Progestérone micronisée	100
Micronor	Noréthindrone	0,35
Megace	Mégestrol	40 – 160
Linmegestrol	Mégestrol	40 - 160
Voie intramusculaire		
Depo-Provera	Acétate de médroxyprogestérone	5ml (50 mg/ml)
Voie intra-utérine		
Mirena (stérilet)	Levonorgestrel	52 mg par stérilet

PRÉPARATIONS COMBINÉES (ŒSTROGÈNES ET PROGESTATIFS)

Nom commercial	Type d'hormones	Doses possibles (mg)
Voie orale		
FemHRT	Ethynil estradiol + Acétate de noréthindrone	5,0 ug + 1 mg
Premplus	Œstrogènes conjugués + Acétate de médroxyprogestérone	0,625 mg + 2,5 mg 0,625 mg + 5 mg
Voie transdermique		
Estracomb	17b-estradiol + Acétate de noréthindrone	50 ug + 0,25 mg
	17b-estradiol + Acétate de noréthindrone	50 ug + 0,25 mg (2 fois/semaine) 50 ug + 0,14 mg (2 fois/semaine)

Que pouvez-vous faire si vous ne pouvez pas prendre d'hormones et que vous avez vraiment des symptômes dérangeants? Dans un premier temps, assurez-vous d'avoir répondu oui aux questions 6 à 12 du début de ce chapitre. Ce sont des habitudes de vie prioritaires afin de mettre toutes les chances de votre côté.

Y a-t-il d'autres possibilités?

Laissez-moi vous raconter!

Il y a quelque temps, une de mes patientes avait lu que certains antidépresseurs pouvaient agir contre les bouffées de chaleur. Elle est arrivée à mon bureau avec la copie de l'article qu'elle avait trouvé sur Internet! Quelle ne fut pas ma surprise en voyant ce papier! Je n'en avais pas encore entendu parler! Je lui ai donc promis de vérifier la pertinence de cet article et de lui donner mon avis et mes conclusions sur le sujet.

Voici quelques données intéressantes:

Il semblerait en effet que certains antidépresseurs de la catégorie des IRSN (inhibiteurs de la recapture de la sérotonine et de la noradrénaline) peuvent diminuer les bouffées de chaleur[2]. Ainsi, des tests préliminaires effectués avec la venlafaxine (Effexor) ont démontré une diminution des bouffées de chaleur. On mentionne qu'il faut prendre 37,5 mg par jour pendant la première semaine et par la suite augmenter à 75 mg par jour. Il ne sert à rien de prendre des doses plus élevées.

D'autres études sont en cours afin de vérifier si d'autres antidépresseurs de cette catégorie peuvent aussi être efficaces. C'est donc à surveiller.

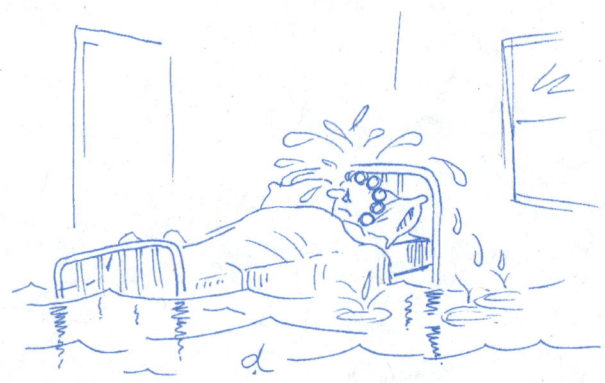

CE QU'EN PENSE FRANCE

1. France, as-tu déjà tenté de prendre des hormones ?
Oui ! J'ai essayé plusieurs sortes. J'ai arrêté parce que je pensais que c'était à cause de cela que j'avais pris du poids. Aussi parce qu'on lisait toutes sortes de choses sur les effets négatifs des hormones !

2. Avais-tu des symptômes perturbant ta qualité de vie ?
Eh que oui ! J'avais des bouffées de chaleur, des problèmes de concentration, les jambes lourdes, je dormais très mal. Et ce n'était pas tout ! J'avais des problèmes de mémoire et mon caractère était disons… difficile. Je passais de la femme déprimée à la femme soupe au lait ! Je vivais toute une panoplie d'émotions !

3. Avais-tu des effets secondaires ?
Très peu. J'ai eu mal aux seins avec les timbres, mais avec les comprimés, cela s'est replacé.

4. Finalement, après combien de temps as-tu cessé d'en prendre ?
J'ai cessé après 8 ans.

5. Comment t'es-tu sentie par la suite ? As-tu dû prendre autre chose ?
Ce ne fut pas facile au début, car j'avais encore pas mal de symptômes. Puis cela s'est replacé. Et là, tu vois, j'ai peut-être recommencé à avoir des problèmes de concentration et un peu de difficulté à dormir !
J'ai essayé les produits naturels, mais cela n'a pas fonctionné beaucoup ! Mais je crois que cela peut être efficace chez certaines femmes.

6. Si tu avais beaucoup de symptômes, choisirais-tu l'hormonothérapie ?
Oui ! Parce que la qualité de vie, c'est important ! Et avoir de l'énergie pour continuer à faire les choses que tu aimes, eh bien, c'est ce qui fait que tu apprécies chaque moment de ta vie.

Notes personnelles

Chapitre 8

Approches alternatives pour le traitement des symptômes de la ménopause

Que penser des approches complémentaires à la médecine traditionnelle (appelées aussi approches alternatives)?

Il va sans dire que l'étude WHI[62] a jeté un pavé dans la mare de la ménopause. Beaucoup de femmes ont cessé de prendre des hormones et ont essayé d'autres alternatives pour contrôler leurs symptômes. Quelques-unes ont éprouvé un soulagement certain, d'autres ont été largement déçues.

Rappelons que les recommandations actuelles face à l'hormonothérapie sont de prendre des hormones synthétiques seulement si les symptômes sont importants et que ceux-ci diminuent notre qualité de vie (voir chapitre 7).

À la suite de ces recommandations, plusieurs femmes dans la soixantaine éprouvant toujours des symptômes dérangeants hésitent à poursuivre leur traitement hormonal. La grande majorité d'entre elles se sont donc tournées vers les produits de santé naturels.

Alors, qu'en est-il de la panoplie de ces produits que l'on retrouve dans les pharmacies et magasins de produits naturels?

En premier lieu, permettez-moi de vous signaler qu'il faut être extrêmement prudente lorsque l'on décide de consommer des produits naturels car les produits dits naturels ne sont pas nécessairement sans danger!

Comme vous le savez peut-être, aucune loi n'oblige encore les compagnies à tout indiquer sur les étiquettes des produits de santé naturels. Aussi ne pouvez-vous être certaine du contenu, de la qualité et de la pureté du produit que vous consommez.

De plus, certains produits naturels entrent en interaction avec d'autres médicaments que l'on prend pour certains problèmes de santé, tels les médicaments qui éclaircissent le sang, ceux qui traitent l'hypertension artérielle (HTA) ou le cholestérol…

Au Canada, 61 % des Canadiennes et Canadiens consomment ou ont déjà consommé des vitamines et 38 % ont déjà pris des produits à base de plantes. Au Québec, nous suivons la même tendance. Les femmes en consomment plus que les hommes. Regardez la carte qui suit.

Consommation de produits naturels au Canada

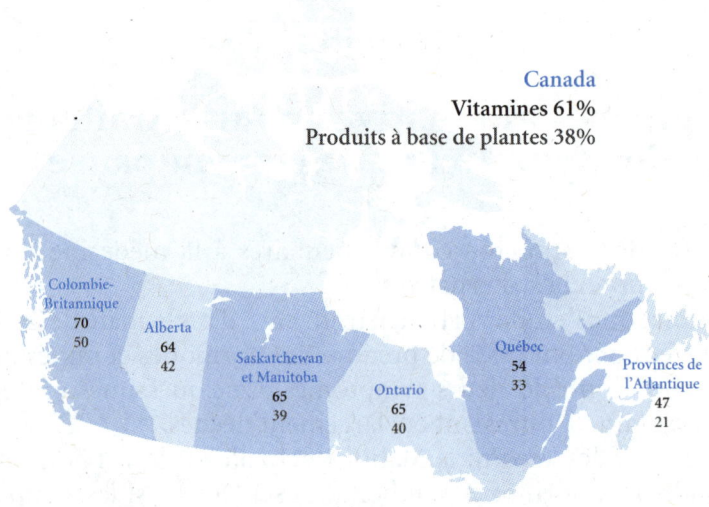

Voici la liste des suppléments les plus utilisés pour soulager les symptômes de la ménopause :
- les phytoestrogènes ;
- l'actée à grappes noires (soya, trèfle rouge, graines de lin) ;
- le Dong Quai ;
- le kava ;
- l'huile d'onagre (huile de primerose) ;
- le millepertuis ;
- le ginseng ;
- la vitamine E.

Les phytoestrogènes

En premier lieu, qu'entend-on par phytoestrogènes ?

Ce sont des substances chimiques dérivées de plantes qui, une fois ingérées, ressemblent de très près à l'estradiol. Elles agissent dans votre organisme comme des hormones naturelles (œstrogènes). Chez les femmes en post-ménopause, elles agissent comme des œstrogènes plus faibles que ceux produits naturellement par le corps.

Les principales sources de phytoestrogènes sont les isoflavones et les lignans.

LES ISOFLAVONES

Dans la catégorie des isoflavones, vous retrouvez le soya, sous forme de protéine ou d'extraits de soya, et le trèfle rouge. La protéine de soya est riche en acides gras polyinsaturés et en fibres.

Plusieurs aliments contiennent de petites quantités d'isoflavones : les légumineuses, les oignons, les pommes, le vin rouge, les raisins, l'huile d'olive, les agrumes et le thé (vert et noir).

C'est toutefois le soya (une légumineuse) qui en est la source la plus substantielle. Selon la transformation que subit la fève de soya, le produit final contient plus ou moins d'isoflavones.

TENEUR EN ISOFLAVONES DE QUELQUES ALIMENTS CONTENANT DU SOYA[77]*

Sources de phytoestrogènes	Teneur en isoflavones ou lignans
Farine de soja (50 g)	74 à 89 mg
Fèves de soya rôties (50 g)	64 mg
Concentré de protéines de soya (extraction à l'eau) (50 g)	51 mg
Fèves de soya cuites (125 ml ou 1/2 tasse)	47 mg
Farine de soya (21 g)	44 mg
Tempeh (100 g ou 3,5 oz)	43 mg
Tofu* (100 g ou 3,5 oz)	22 à 30 mg
Boisson de soya (250 ml ou 8 oz)	20 mg
Miso (25 g)	10 mg
Concentré de protéines de soya (extraction à l'alcool) (50 g)	6 mg
Graines de lin moulues, brunes ou dorées (15 ml ou 1 c. à table)	5000 ug de lignans

* Le tofu ferme renferme plus de phytoestrogènes que le tofu mou.

* Source : The Linus Pauling Institute. Micronutrient Information Center, Soy isoflavones.

Les produits dérivés du soya, riches en phytoestrogènes de type isoflavones (tofu, boisson de soja, miso, farine de soja, etc.), sont parfois plus difficiles à intégrer dans l'alimentation et sont souvent plus coûteux.

Bien que la quantité d'isoflavones varie sensiblement d'une source à l'autre, on pourrait utiliser comme repère approximatif qu'une portion de soya contient entre 30 et 40 mg d'isoflavones. Les autres aliments en contiennent distinctement moins, de même que les produits de soya de « seconde génération » (sauce tamari, crème glacée, burger ou saucisse de tofu).

On sait que les femmes asiatiques consomment environ de 20 à 80 mg d'isoflavones par jour et que, en Amérique du Nord, les femmes en consomment seulement de 1 à 2 mg quotidiennement !

Mais y a-t-il des effets secondaires dus à la consommation de produits à base de soya ?

Les plus connus sont le ballonnement intestinal et les gaz. Des réactions allergiques ont été rapportées chez certaines femmes ayant des allergies aux arachides.

Autre élément important : si vous consommez des produits à base de soya en même temps que des médicaments traitant des problèmes thyroïdiens, soit la thyroxine (Synthroid), on note une diminution de l'absorption intestinale de la thyroxine. Il est préférable que vous attendiez deux heures après avoir pris votre médicament pour consommer des produits à base de soya.

Le trèfle rouge est un autre isoflavone. Il contient quatre types de phytoestrogènes. On l'utilisait jusqu'à tout récemment pour diminuer les symptômes de périménopause. Actuellement, aucune étude n'a démontré que le trèfle rouge soulage les symptômes de la ménopause. Est-il bénéfique pour la prévention de la maladie cardiovasculaire ? D'autres études sont nécessaires pour déterminer s'il peut être préventif.

Son principal effet secondaire est son interaction avec les anticoagulants (Warfarine, Coumadin). Il peut augmenter le temps de saignement de la personne qui prend un de ces anticoagulants.

Les lignans

Nous allons parler ici plus particulièrement des graines de lin, produit que vous connaissez toutes !

Les graines de lin, riches en phytoestrogènes de type lignans, produites au Québec et au Canada, sont très faciles à se procurer et peu coûteuses. Vous devez les acheter entières, mais les consommer concassées ou broyées, et les conserver au réfrigérateur. Elles peuvent facilement être intégrées dans l'alimentation et entrer dans la composition du pain, des muffins, des biscuits, remplaçant alors la matière grasse. Elles sont également une source importante de fibres et d'oméga 3 (acide linoléique).

> **ASTUCE**
> Il est préférable de les moudre au fur et à mesure pour ne pas qu'elles perdent leurs propriétés.

En revanche, elles sont caloriques, d'où l'importance de les substituer à autre chose dans l'alimentation plutôt que de les ajouter. Finalement, leur richesse en fibres peut entraîner chez certaines des petits troubles digestifs (ballonnements, gaz). Une introduction très progressive dans l'alimentation réduit ces effets secondaires.

Rappelez-vous : favoriser l'apport de phytoestrogènes par l'alimentation plutôt que par les suppléments évite également les risques de surconsommation.

Les données actuellement disponibles ne nous permettent pas de formuler des conclusions précises sur la façon dont les phytoestrogènes devraient être intégrés dans l'alimentation. Nous ne disposons pas de données sur la quantité ni sur la durée idéales de leur consommation.

Cependant, la plupart des études citées dans la littérature médicale ont été réalisées avec des quantités de 30 à 50 grammes par jour de graines de lin broyées, ou de protéines de soya à raison de 50 à 80 mg par jour de phytoestrogènes. On pense qu'une consommation modérée de 50 à 100 g par jour de soya n'a que des effets positifs sur votre santé.

Regardons maintenant les effets possibles des phytoestrogènes sur certains symptômes pouvant être encore présents en post-ménopause.

LES PHYTOESTROGÈNES ET LES BOUFFÉES DE CHALEUR[3, 6, 16]

Les études épidémiologiques suggèrent que moins de 25 % des femmes japonaises présentent des bouffées de chaleur, alors que plus de 80 % des femmes nord-américaines en souffrent à des degrés divers. Je vous sens curieuse de savoir pourquoi…

On a donc regardé ce qui pouvait expliquer cette disparité entre ces deux peuples. Quoiqu'il puisse y avoir des différences culturelles, on a surtout noté que le régime alimentaire traditionnel des femmes japonaises est très riche en phytoestrogènes, contrairement au régime nord-américain.

Depuis 1995, plusieurs études ont évalué l'effet des phytoestrogènes sous forme de protéine de soya, d'extraits de soya, de trèfle rouge ou de graines de lin sur les symptômes de la ménopause. Les résultats de ces études montrent un effet inconstant des phytoestrogènes sur les bouffées de chaleur, effet qui peut en partie s'expliquer par le fait que les intestins de toutes les femmes ne métabolisent pas les phytoestrogènes de la même façon.

En résumé, si un certain nombre d'études suggèrent que de la prise de phytoestrogènes peut avoir un effet positif sur les bouffées de chaleur[65], cet effet demeure tout de même moins important que celui de l'hormonothérapie de remplacement et serait probablement limité dans le temps.

LES PHYTOESTROGÈNES ET LE RISQUE D'OSTÉOPOROSE

Tout comme pour les bouffées de chaleur, on a noté que l'incidence des fractures ostéoporotiques est plus faible chez les femmes japonaises que chez les femmes nord-américaines. Le régime alimentaire des femmes asiatiques, très riche en phytoestrogènes, pourrait y jouer un rôle.

LES PHYTOESTROGÈNES ET LE RISQUE DE CANCER DU SEIN ET DE L'UTÉRUS

Décidément, ces femmes asiatiques ont beaucoup à nous apprendre. On a vu qu'elles ont un risque quatre à six fois plus faible de développer un cancer du sein que les femmes occidentales. On attribue cela, encore une fois, à leur régime alimentaire riche en phytoestrogènes.

En outre, il n'y aurait pas non plus d'incidence du cancer de l'utérus avec la prise de phytoestrogènes.

Seule ombre au tableau : on ne sait pas exactement combien de milligrammes de phytoestrogènes il faut consommer pour provoquer cette baisse du risque de cancer du sein. Je puis néanmoins vous affirmer que la plupart d'entre vous n'en consommez probablement pas assez !

LES PHYTOESTROGÈNES ET LE BILAN LIPIDIQUE[66]

Les données que fournissent les ouvrages sur le sujet suggèrent un effet bénéfique des phytoestrogènes sur le bilan lipidique, surtout lorsqu'ils sont consommés dans l'alimentation. Les protéines de soya et les graines de lin broyées permettraient de diminuer le mauvais cholestérol (LDL) et le cholestérol total, et augmenteraient le bon cholestérol (HDL).

Retenez qu'il vaut mieux consommer les aliments entiers que de prendre des suppléments alimentaires, qui sont des aliments ayant été modifiés.

L'ACTÉE À GRAPPES NOIRES (*CIMICIFUGA RACEMOSA* L)

Drôle de nom, n'est-ce pas ?

L'actée à grappes noires pousse dans les forêts de l'est du Canada et des États-Unis. Les tribus amérindiennes de l'Amérique du Nord utilisaient les extraits d'actée à grappes noires pour traiter les symptômes de la ménopause, de même que pour soulager les douleurs de l'accouchement et les douleurs menstruelles. Cette plante est utilisée depuis le début des années 1940 en Allemagne, essentiellement pour diminuer les symptômes de la ménopause qui peuvent, on le sait, persister en post-ménopause, incluant les bouffées de chaleur, les changements d'humeur et les troubles du sommeil. Jusqu'à maintenant, ce produit de santé naturel n'a pas joué un rôle important dans le soulagement des symptômes chez la femme ménopausée[67].

De plus, il faut jouer de prudence, car Santé Canada a émis un avis signalant un lien entre l'actée à grappes noires et des problèmes au foie.

Il est aussi contre-indiqué chez les femmes enceintes ou qui allaitent, celles qui ont eu un cancer du sein œstrogénodépendant et celles qui prennent de l'aspirine (ASA).

Comme plusieurs produits naturels, la qualité et la pureté du produit peuvent varier d'une préparation à l'autre.

Les autres suppléments

Le Dong Quai (ou angélique chinoise)

Ce produit est utilisé en médecine chinoise. Il est aussi appelé le ginseng féminin. Il est employé pour traiter certains troubles gynécologiques et problèmes circulatoires, et pour augmenter l'énergie. Il a aussi été utilisé pour diminuer les symptômes de la ménopause, mais une étude effectuée sur 71 femmes post-ménopausées n'a démontré aucun avantage par rapport au placebo. Il n'a pas non plus d'effet œstrogénique après six mois de traitement[68].

Par ailleurs, il est à prendre avec précaution, car il peut augmenter le temps de saignement ou encore causer de la photosensibilité et des dermatites.

L'huile d'onagre (ou huile de primerose)

Qui n'a pas entendu parler de cette huile ? On lui a attribué de multiples vertus. Mais son efficacité dans le soulagement des bouffées de chaleur, en termes de fréquence de bouffées nocturnes ou diurnes, n'a pas été démontrée lorsqu'elle est comparée au placebo[69].

Et attention ! L'huile d'onagre est une source importante d'oméga 6, et notre alimentation nord-américaine nous fournit un apport en oméga 6 bien supérieur à nos besoins. Consommer trop d'oméga 6 peut empêcher les effets protecteurs des oméga 3 contre la maladie cardiovasculaire[70]. Autrement dit, on n'a pas besoin de suppléments d'oméga 6.

C'est pourquoi je ne vous recommande pas ce produit pour diminuer vos bouffées de chaleur.

Le ginseng

Vous avez sûrement lu ou entendu que le ginseng, très utilisé en Asie, était un stimulant intéressant. On l'a donc aussi étudié pour analyser ses capacités à diminuer les symptômes de la ménopause. Mais les résultats ne furent pas concluants. De plus, il est préférable de l'éviter en post-ménopause, car il peut causer des saignements vaginaux.

LA VITAMINE E

Beaucoup de publicité a été faite autour de la vitamine E concernant un effet possible dans la diminution des bouffées de chaleur. Or, jusqu'à maintenant, les résultats sont loin d'être concluants[71].

LE KAVA

Je vous parle du kava surtout parce que je ne veux pas que vous en consommiez! Je vous surprends, n'est-ce pas?

Je vous explique.

Le kava est originaire des îles du Pacifique sud et il est utilisé à des fins médicinales. Cette plante aurait une action pharmacologique anxiolytique, sédative, anesthésique et myorelaxante.

Mais lisez-bien ceci: elle peut entraîner des troubles visuels, des troubles gastriques, des problèmes hépatiques sérieux, des réactions allergiques, etc.

Vous comprendrez donc pourquoi je préfère que vous n'utilisiez pas ce produit.

LE MILLEPERTUIS

Le millepertuis est utilisé de plus en plus pour son efficacité dans le traitement de la dépression légère à modérée[72]. Son mécanisme n'est cependant pas très connu. On le prend à des doses de 300 mg, 3 fois par jour. Il pourrait aussi être efficace, entre autres, pour la dépression saisonnière. Il faut cependant prévoir au moins 4 semaines avant que les effets positifs se manifestent pleinement. Les effets secondaires sont habituellement bénins: troubles digestifs légers, sécheresse buccale, nervosité.

Mais, encore une fois, avant de commencer un traitement avec l'un ou l'autre de ces produits, parlez-en à votre médecin ou à votre pharmacien!

LES APPROCHES ALTERNATIVES

LES TECHNIQUES DE RELAXATION

Je vous l'ai mentionné à quelques reprises, la gestion du stress est importante pour diminuer différents symptômes persistant en post-ménopause. Que vous pensiez à des techniques de respiration ou à des méthodes de relaxation particulières, comme le yoga ou le tai chi, la relaxation peut être très efficace pour diminuer vos bouffées de chaleur[73] et vos autres symptômes de la ménopause.

Je ne peux cependant vous dire quelle méthode de relaxation est la meilleure, puisque c'est vraiment un choix personnel.

L'ACUPUNCTURE

Le recours à l'acupuncture pour réduire les symptômes de la ménopause, tels les bouffées de chaleur, les problèmes de sommeil ou d'humeur, ne s'est révélé ni efficace ni constant[74]. De faibles améliorations passagères peuvent être notées, mais pas à très long terme.

L'HOMÉOPATHIE

Dans ce domaine, peu d'études de qualité ont été réalisées. C'est pourquoi je ne peux vous dire vraiment si l'homéopathie peut jouer un rôle dans la diminution de vos symptômes. Certaines de mes patientes ont pris un traitement pendant quelques semaines, mais elles m'ont rapporté n'avoir perçu aucune amélioration de leur condition. Il faudra que de bonnes études soient réalisées dans l'avenir afin que vous et moi puissions avoir une meilleure idée de l'efficacité de l'homéopathie pour traiter les symptômes de la ménopause.

En conclusion, il est important de noter qu'aucune médecine alternative n'est aussi efficace que le traitement hormonal substitutif pour soulager les symptômes liés à la ménopause.

L'augmentation de la consommation du soya dans l'alimentation peut certainement être une bonne option pour la diminution des bouffées de chaleur et pour la prévention de l'ostéoporose.

Même si les études médicales n'ont pas attesté l'efficacité des techniques de relaxation, ces techniques ne peuvent pas vous faire de mal, bien au contraire ! Si elles n'agissent pas sur les bouffées de chaleur, elles agiront sur votre gestion du stress et auront donc un impact positif. Surtout, prenez le temps de choisir celle qui convient le mieux à votre rythme de vie et à vos envies.

Quant à l'activité physique, nous en avons abondamment discuté dans le chapitre 6, et il est très important de ne pas oublier de l'inclure dans votre arsenal thérapeutique.

LES PRODUITS NATURELS ET L'INSOMNIE

Nous avons survolé les problèmes d'insomnie dans le chapitre 6. Regardons quels produits dits naturels sont les plus susceptibles d'être efficaces pour améliorer la qualité de votre sommeil.

Nous verrons quatre traitements publicisés pour traiter l'insomnie: la valériane, la mélatonine, la camomille et l'hypnothérapie[75].

LA VALÉRIANE

La racine de cette plante a été proposée pour traiter les troubles du sommeil causés par la nervosité. Les essais n'étant pas concluants, il n'en demeure pas moins que certaines de mes patientes ont obtenu des effets positifs, surtout pour celles qui souffraient d'insomnie initiale.

> **À NOTER**
> Il faut parfois prendre cette plante pendant 2 à 4 semaines avant d'en ressentir les bienfaits.

Si vous voulez essayer ce produit, les recommandations sont les suivantes: prendre de 400 à 600 mg d'extrait normalisé ou encore sous forme de tisane (1 tasse), de 30 à 60 minutes avant le coucher.

Les effets secondaires sont parfois des malaises gastro-intestinaux légers.

LA CAMOMILLE

Je suis certaine que plusieurs d'entre vous connaissent déjà les vertus de la camomille. Effectivement, on connaît depuis quelque temps son effet apaisant pour traiter l'insomnie mineure causée par la nervosité ou l'agitation. On peut prendre une tisane de camomille trois fois par jour sans qu'il y ait de danger.

LA MÉLATONINE

La mélatonine est un produit assez bien connu des grandes voyageuses. Peut-être êtes-vous de celles-là! Elle serait potentiellement efficace pour traiter l'insomnie secondaire due aux décalages horaires et pour les patients plus âgés atteints de maladies chroniques.

Pour le décalage horaire, on vous suggère de prendre de 3 à 5 mg au coucher, une fois à destination. Il faut poursuivre le traitement pendant quatre à cinq jours.

> **IMPORTANT**
> La mélatonine est contre-indiquée chez les personnes souffrant de maladies graves telles que le cancer, l'Alzheimer ou l'épilepsie.

Si vous êtes atteintes d'insomnie, on suggère de prendre 3 mg, de 30 à 60 minutes avant le coucher. Évidemment, ce traitement sera efficace seulement si votre taux de mélatonine est bas.

Retenez cependant que les effets secondaires sont à prendre en considération : somnolence, nausées, maux de tête et vertiges.

L'HYPNOTHÉRAPIE

J'ai eu la chance de voir à l'œuvre une thérapeute qui m'a expliqué ce qu'était l'hypnose et quelle était son utilisation. J'ai été agréablement étonnée de voir le profond état de relaxation dans lequel se retrouvent les patientes qui ont recours à cette forme de traitement. L'hypnose semble efficace pour diminuer la douleur, l'anxiété et l'insomnie. Cependant, il est extrêmement important de consulter un thérapeute qui fait partie de la Société québécoise d'hypnose pour éviter de s'en remettre aux soins des charlatans qui peuvent œuvrer dans ce domaine.

Comme vous pouvez le constater, peu de thérapies ont démontré hors de tout doute une efficacité dans le traitement de l'insomnie. On sait, en revanche, que les techniques de relaxation et l'activité physique induisent des bénéfices modérés sur le sommeil, en plus de nombreux autres bienfaits sur la santé en général.

LES APPROCHES ALTERNATIVES ET LA DÉPRESSION

Dans le cas d'une dépression légère, vous pouvez essayer la relaxation, le massage, le yoga et la musicothérapie, puisque ce sont des techniques absolument sans danger. Mais il faut s'assurer que la dépression est contrôlée, si vous tenez à essayer l'une de ces méthodes.

Du côté des troubles anxieux, peu de traitements alternatifs se sont avérés efficaces.

Alors, qu'en est-il de la place des thérapies alternatives dans la dépression ?

LE MILLEPERTUIS

Je vous ai parlé du millepertuis dans le traitement de la dépression légère à modérée. Des études ont démontré son effet positif dans le traitement de la dépression, même si on le compare aux effets des antidépresseurs traditionnels. Je répète que nous ne parlons pas ici de dépression sévère !

Ses effets indésirables seraient moindres. On parle de légers troubles digestifs, de fatigue, de nervosité, de maux de tête et de sécheresse buccale.

Le millepertuis interagit cependant avec les antidépresseurs (Paxil, Zoloft, etc.) et les antimigraineux (Imitrex, Sumatriptan, etc.), et peut aussi diminuer l'effet des contraceptifs, des anticoagulants, des statines (traitement du cholestérol) et des médicaments pour l'asthme.

La dose suggérée est de 300 mg, 3 fois par jour. Il faut compter 4 semaines avant de constater un effet positif.

Si on décide d'arrêter la prise de millepertuis, il faut diminuer progressivement la dose afin d'éviter les symptômes de sevrage, tout comme avec les antidépresseurs.

L'acupuncture

L'acupuncture ne semble pas avoir démontré d'effets notables pour soulager les symptômes de la dépression.

Les approches alternatives et l'anxiété

Du côté des troubles anxieux, peu de traitements alternatifs se sont avérés efficaces.

La valériane
(voir dans le paragraphe concernant l'insomnie)

Elle pourrait être efficace pour traiter l'anxiété. On suggère de prendre alors de 250 à 400 mg d'extrait normalisé 3 fois par jour. Si on opte pour la tisane, il est suggéré de prendre de une à cinq tasses par jour.

Par ailleurs, tout comme pour les troubles dépressifs, les techniques de relaxation, l'activité physique, la méditation, la musicothérapie peuvent être très efficaces pour diminuer l'anxiété.

Les produits naturels et l'ostéoarthrite[75]

La glucosamine

Plusieurs études ont été réalisées pour évaluer les effets de la glucosamine dans le traitement de l'ostéoarthrite.

Il faut savoir que la glucosamine est fabriquée naturellement par l'organisme et qu'elle joue un rôle essentiel dans le fonctionnement de nos articulations. Il n'en fallait pas plus pour que nous envisagions les effets positifs liés aux suppléments de glucosamine.

Elle soulagerait les symptômes de l'arthrose légère à modérée. On suggère alors de prendre du sulfate de glucosamine et non pas du chlorhydrate de glucosamine, les études ayant été effectuées avec le sulfate de glucosamine.

Vous devez prendre 50 mg, 3 fois par jour pendant les repas. L'effet peut prendre jusqu'à six semaines avant de se faire sentir. Les effets secondaires sont rares. Il est toutefois recommandé aux gens qui sont allergiques aux crustacés d'être prudents.

Le sulfate de chondroïtine

Le sulfate de chondroïtine pourrait être un produit aussi efficace que la glucosamine, mais on dispose de moins d'études pour prouver ses effets. Il ne présente pas plus d'effets secondaires, mais est beaucoup plus onéreux.

Vous devez prendre une dose de 400 mg de 2 à 3 fois par jour, ou de 800 à 1 200 mg en une seule dose. Il faut compter ici aussi de deux à huit semaines avant d'en ressentir les effets.

La griffe du diable

Malgré son nom particulier, cette plante peut vous apporter des effets positifs. Originaire des régions désertiques du sud-est de l'Afrique, la griffe du diable apporterait un soulagement des douleurs d'arthrose et des maux de dos.

Son usage est cependant contre-indiqué chez les gens qui souffrent d'un ulcère gastrique ou du duodénum. Les effets secondaires sont habituellement bénins et temporaires. On parle de nausées, de diarrhées et de douleurs abdominales.

On recommande de prendre de 600 à 1200 mg d'extrait normalisé par jour en mangeant. Le traitement peut prendre 2 à 3 mois avant que vous en ressentiez les effets positifs.

La médecine alternative et l'arrêt du tabac

L'acupuncture

Les études actuelles rapportent que, lorsqu'elle est comparée avec un placebo, l'acupuncture ne semble pas avoir de meilleurs effets pour le sevrage du tabac.

L'hypnothérapie

Il en est de même pour l'hypnothérapie. Neuf études portant sur l'arrêt du tabac ont conclu que l'hypnothérapie n'est pas plus efficace que l'absence de traitement ni que d'autres types d'intervention.

Les techniques conventionnelles (remplacement de nicotine, par exemple) semblent plus efficaces pour aider à cesser de fumer que les deux traitements mentionnés précédemment. Cependant, comme ces derniers sont sans danger, rien n'empêche de les essayer.

Être femme à 60 ans

CE QU'EN PENSE FRANCE

1. As-tu déjà utilisé des phytoestrogènes pour diminuer les symptômes de la ménopause ?
Oui ! Mais cela ne fonctionnait pas du tout !

2. As-tu eu des effets positifs ?
Non. Mais comme tu le sais, j'avais pas mal de symptômes très dérangeants.

3. Quels autres produits as-tu testés ? Quels sont ceux qui n'ont rien donné ?
J'ai essayé l'huile d'onagre, le ginseng, la vitamine E, le millepertuis, mais comme je le disais, j'ai dû tout de même prendre des hormones pour un bout de temps !

4. Que penses-tu de l'hypnothérapie ?
Je ne l'ai jamais essayée pour les symptômes de la ménopause !

5. Tu as cessé de fumer il y a huit ans. Quel moyen as-tu utilisé pour réussir ce tour de force ?
J'ai essayé l'hypnose et cela a fonctionné. J'ai rechuté après, mais finalement, j'ai arrêté par moi-même sans autre moyen que ma décision d'arrêter de fumer.

Notes personnelles

Chapitre 9
Avoir un médecin de famille, est-ce utile ?

Il serait surprenant qu'en tant que médecin de famille, je vous dise que c'est inutile, n'est-ce pas ?

Mais une rencontre avec son médecin, ça se prépare ! Je dis toujours à mes patientes : « Faites une liste afin de ne rien oublier, et pour que nous puissions établir vos priorités. »

En premier lieu, voici ce à quoi vous devez vous attendre lors de votre bilan de santé annuel chez votre médecin de famille[76].

Toutes mes patientes dans la soixantaine ont droit au traitement que je vais vous décrire dans les pages qui suivent.

Lors de votre premier rendez-vous pour une visite annuelle, je discute avec vous de vos antécédents personnels et familiaux (parents et grands-parents, oncles et tantes), particulièrement en ce qui concerne les maladies cardiovasculaires, le diabète, les problèmes de dyslipidémie (cholestérol), l'ostéoporose, le cancer du sein, du côlon, des ovaires, des poumons ou autres.

En ce qui concerne les maladies cardiovasculaires, je m'attarde aux antécédents personnels et familiaux suivants : hypertension artérielle, angine, infarctus, accident vasculaire cérébral ou ischémie cérébrale transitoire.

J'analyse par la suite vos habitudes de vie : soins de la peau, tabac, alcool, alimentation, activité physique, gestion du stress.

Je vous interroge sur votre vie en général :
• Avez-vous un emploi à l'extérieur ou travaillez-vous à la maison ?
• Êtes-vous à la retraite ? Si oui, depuis combien de temps ?
• Avez-vous encore des enfants à la maison ? Ou des petits-enfants, ou les deux ? (Il arrive souvent que les enfants partent de la maison et, soudain, y reviennent pour toutes sortes de raisons.)
• Avez-vous des problèmes financiers qui vous préoccupent actuellement ?
• Vivez-vous seule ou en couple ?
• Avez-vous une vie sociale bien remplie ?
• Avez-vous des loisirs et, si oui, quels sont-ils ?

Je vérifie ensuite les médicaments que vous prenez, avec ou sans ordonnance, et les produits naturels que vous consommez. Mes patientes doivent d'ailleurs me présenter une liste à jour de leurs médicaments.

Je note aussi à quand remonte votre dernière visite chez le dentiste et l'optométriste.

Une fois tous ces détails consignés, je vous interroge plus précisément sur vos problèmes actuels, s'il y en a, et nous discutons des éléments qui vous tracassent.

Le questionnaire étant rempli, je procède à un examen orienté selon ce que vous m'avez rapporté comme malaises. Et même si vous n'avez aucun malaise, il nous faudra vérifier certains éléments lors de l'examen physique afin de dresser un bilan de santé complet.

Je mesure votre poids et votre taille, de même que votre tour de taille. Ceci me permet de vérifier si vous avez un poids santé, ou encore si vous diminuez ou augmentez de taille et de poids d'une visite à l'autre.

Je vérifie votre pouls et votre tension artérielle, j'écoute votre cœur et vos poumons, je palpe votre abdomen et je vérifie votre circulation sanguine au niveau des membres inférieurs.

J'ajoute à cela un examen clinique des seins chaque année et votre examen gynécologique (test Pap), qui peut se faire annuellement ou jusqu'aux trois ans, selon vos facteurs de risque.

À partir de 60 ans, j'ajoute un examen de votre glande thyroïde, de votre peau, de votre audition et de votre vision.

Nous voici maintenant à la partie investigation.

Lorsque vous êtes dans la soixantaine, certains tests doivent être ajoutés. Je vérifie donc votre taux de cholestérol, votre glycémie (sucre) et votre formule sanguine si je suspecte une anémie.

Je me permets aussi d'être indiscrète et de discuter avec vous des risques d'infections transmissibles sexuellement (ITS). Des tests seront alors faits, si nécessaires.

Je vous prescrirai une mammographie, une recherche de sang dans les selles, et peut-être une coloscopie si vous êtes à risque de cancer du côlon.

Évidemment, votre médecin vous connaît bien! Il peut décider de vous faire passer d'autres tests selon vos problèmes de santé au moment où vous lui rendez visite.

Nous arrivons ici à la partie que j'appelle le *counselling*: le moment où je vois avec vous les changements qui seraient profitables pour vous garder en bonne santé et prévenir les maladies les plus susceptibles d'apparaître à votre âge. Je m'assure donc de la qualité de votre alimentation et de votre niveau d'activité physique quotidien.

Si vous fumez, je vais évidemment discuter avec vous des moyens pour cesser!

Une chose importante à ne pas oublier : votre vaccination. Comme vous êtes dans la soixantaine, il est conseillé de vous faire vacciner pour la grippe une fois par année et d'avoir un rappel du vaccin contre le tétanos aux 10 ans. Si vous avez plus de 65 ans, on vous proposera aussi le vaccin contre le pneumocoque. Vous le recevez une fois et il est efficace pour le reste de votre vie.

Finalement, je termine avec certains détails importants comme la ceinture de sécurité, le port du casque à vélo, l'armoire à pharmacie pour vous rappeler de vérifier les médicaments périmés.

Il va sans dire que je ne fais pas tout cela à la première rencontre, mais au cours de quelques rendez-vous échelonnés sur environ six mois.

Vous trouverez à la fin de ce chapitre une grille que vous pourrez consulter afin d'être plus informée sur ce que doit comprendre un bilan de santé pour les femmes âgées de 60 à 70 ans. Je l'ai intitulée « Guide pour vous préparer à votre visite annuelle chez le médecin ».

La première partie vous rappelle les points qui seront soulevés par votre médecin. La seconde partie comprend une liste de vérifications auxquelles votre médecin procédera lors de votre examen physique, de même que les examens complémentaires qu'il peut décider de vous prescrire.

Vous pouvez vous servir de la grille pour indiquer les résultats que votre médecin vous donne lors de chaque visite. Cela peut vous permettre de mieux suivre l'évolution de votre état de santé et aussi d'apporter de petits changements dans vos comportements, par exemple si vous remarquez que votre poids augmente ou que votre tension artérielle a tendance à être trop haute.

Quelques recommandations en terminant :
- Apportez toujours la liste à jour de vos médicaments et de vos produits naturels lors de votre rendez-vous chez votre médecin.
- Prenez le temps de mettre sur papier les questions que vous voulez poser à votre médecin.
- Vous devez être à l'aise de parler de tout ce qui vous concerne avec votre médecin. Il est là pour vous aider !
- S'il y a des choses que vous ne comprenez pas, n'hésitez pas à l'arrêter et à lui poser des questions. Le langage du médecin n'est pas toujours simple à comprendre !
- N'hésitez pas à discuter avec votre pharmacien. Lui et votre médecin travaillent ensemble et veulent le meilleur pour vous et votre santé !
- Si vous avez des craintes particulières, ne vous gênez pas pour les mentionner à votre médecin.

Il est important que vous preniez votre santé en main ! Votre médecin peut vous aider, mais vous avez un rôle important à jouer.

Guide pour vous préparer à votre visite annuelle chez le médecin

Questionnaire

Antécédents personnels (cœur, cancer, diabète, allergies, fractures, etc.)
_____
_____
_____
_____

**Antécédents familiaux
(maladies cardiovasculaires, diabète, cancer, ostéoporose, etc.)**
_____
_____
_____
_____

Médicaments que vous prenez. Préparez une liste !
_____
_____
_____
_____
_____

Produits naturels
_____
_____
_____
_____
_____

Alimentation quotidienne (portions consommées par jour)

Fruits et légumes _____   Poissons et légumineuses _____

Lait et produits laitiers _____   Viandes maigres _____

Pains et céréales _____   Aliments sucrés _____

Activité physique

Type d'activités (ex.: marche, jardinage, etc.)
_____
_____
_____
_____
_____

Moyenne par jour (minutes) _____

Tabac _____ **Alcool** _____ **Drogues** _____

Vaccination (grippe, tétanos, pneumocoque, etc.)
_____
_____

Habitudes sexuelles: hétérosexuelle _____ homosexuelle _____

Nombre de partenaires _____

Protection contre les ITS
_____
_____

Histoire sociale (mariée, séparée, divorcée, etc.)
_____
_____

Problèmes particuliers à signaler
_____
_____
_____
_____
_____
_____
_____

EXAMEN PHYSIQUE – LABOS – AUTRES TESTS

		Date de visite	Date de visite	Date de visite	Date de visite
Résultats					
Poids					
Taille					
Tour de taille	< 88 cm				
Pouls					
Tension artérielle	< 140/90				
Thyroïde					
Vision					
Audition					
Examen de la peau					
Auscultation cardiaque					
Auscultation pulmonaire					
Examen des seins	Annuellement				
Abdomen					
Membres inférieurs					
Examen gynécologique avec cytologie (pap test)	tous les 1 à 3 ans				
Labos					
Cholestérol total	Bilan lipidique tous les 1 à 3 ans				
Triglycérides					
HDL (bon cholestérol)					
LDL (Mauvais cholestérol)					
Glycémie	Tous les 3 ans				
Tests importants					
Mammographie	Tous les 2 ans si absence de facteurs de risque				
Recherche de sang dans les selles	Annuellement				
Ostéodensitométrie	Selon les facteurs de risque				
RV dentiste	Annuellement				
RV optométriste	Tous les 2 à 4 ans				

Ce qu'en pense France

1. As-tu un médecin de famille? (Je dois vous dire que j'espère qu'elle en a un!)
Oui! J'en ai un! Et ce depuis très longtemps. Disons qu'il me connaît assez bien!

2. Jusqu'à maintenant, comment te préparais-tu à ta visite annuelle chez ton médecin?
Je ne me préparais pas vraiment. Mais je trouve que tes idées sont intéressantes. Je crois qu'à partir de maintenant, je me préparerai mieux à mes visites!

3. Y a-t-il des choses que tu ne savais pas avant de lire ce chapitre?
Je te dirais que je n'ai jamais vraiment pensé au cancer du côlon. Dans ma famille, il n'y a pas eu ce problème. Mais avec ce que tu nous as dit, je réalise que c'est important.

Notes personnelles

Chapitre 10

De fille à grand-mère : qu'avons-nous appris et qu'avons-nous transmis ?

On ne naît pas femme, on le devient.
SIMONE DE BEAUVOIR, *Le Deuxième Sexe*

France et moi trouvions intéressante l'idée de réfléchir sur ce que nous avons appris comme fille, comme femme, comme mère et comme grand-mère, en plus de ce que nous aimerions transmettre ou avons transmis à nos enfants et à nos petits-enfants.

Avant de vous faire part de notre réflexion, j'ai pensé qu'il serait intéressant que vous répondiez pour vous-même à quelques questions. Vous savez, il ne vous arrive pas souvent de prendre le temps de penser à vous, à ce que vous avez accompli et à ce que vous aimeriez faire !

Installez-vous confortablement pour pouvoir réfléchir et peut-être même écrire les résultats de cette réflexion.

1. Quels sont vos deux plus beaux souvenirs lorsque vous étiez petite fille ?
2. Quelles sont les deux plus grandes qualités que vous retenez de votre mère ?
3. Est-ce les mêmes que vous retenez de votre grand-mère maternelle ?
4. Qu'avez-vous appris de ces deux femmes importantes dans votre vie ?
5. Si vous avez eu des enfants, que croyez-vous qu'ils ont retenu de vous ?
6. Si je vous donnais la possibilité de recommencer avec ce que vous savez maintenant, y a-t-il autre chose que vous aimeriez leur transmettre ?

Rassurez-vous, vous n'êtes pas obligée de répondre à ces six questions immédiatement.

En discutant avec France, celle-ci m'a fait réfléchir sur les rôles que nous tenons en tant que femmes, sur ce qui fait que nous sommes ce que nous sommes en 2007.

J'ai donc commencé à enquêter et à interroger France sur son évolution en tant que fille, femme, mère et grand-mère. Vous le verrez, c'est fort intéressant !

Être femme à 60 ans

France, on te le dit souvent, la soixantaine te va à ravir!

1. Est-ce relié au fait que tu es maintenant grand-mère?
Je ne dirais pas que cela a joué un rôle! Mais quand on est grand-mère, on a comme une deuxième chance de pouvoir reconnecter avec la petite fille qu'on était et de faire la paix avec ce qu'on a pu ou qu'on n'a pas pu donner à nos enfants!

Sans vouloir racheter quelque chose, c'est une deuxième occasion de se reconnecter avec la jeunesse, avec l'enfant.

Je trouve cela extrêmement important et cela peut nous donner une nouvelle vie, un nouveau souffle! Mais cela peut aussi nous faire travailler de grosses douleurs!

Et si ces grosses douleurs n'ont pas été travaillées, c'est le temps de le faire!

C'est certain que cela t'oblige à une certaine introspection. Et tu as deux choix, ou bien tu fais comme notre Francine du début, et tu deviens une victime, ou bien tu optes pour la façon de réagir de Lucie et tu prends le temps d'analyser.

Tu te dis : je me suis débrouillée jusqu'ici, mes enfants aussi. Je sais qu'il y a eu des manques mais c'est le temps de voir ce que je peux faire avec mes petits-enfants, que je n'ai pas pu faire avec mes enfants.

Cela te permet aussi de réfléchir sur ce que ta mère a pu faire et ce qu'elle n'a pas réussi à faire! Et là, tu as le choix!

Moi, j'ai choisi d'y voir une occasion de répondre aux besoins auxquels je n'étais pas en moyen de répondre, que ce soit au niveau psychologique, financier ou autre, soit avec ma fille, soit avec moi-même.

Même avec ma mère, à un moment donné, j'allais la voir parce que cela me tentait, parce que je m'ennuyais d'elle. Mais je n'avais plus d'attentes.

2. Pourrais-tu nous dire ce qui a changé depuis que tu tiens ce nouveau rôle?
Être grand-mère, c'est autre chose!
Tu n'es plus dans l'obligation. Tu es dans le cadeau!
Je ressens une plus grande paix face à ma propre enfance, face à mes liens avec ma mère et face à moi-même en tant que mère. Et j'ai beaucoup de choix pour pouvoir agir maintenant, d'une autre façon!

3. Quels sont tes deux plus beaux souvenirs lorsque tu étais petite fille?
J'adorais les visites à la campagne chez ma tante Gilberte, qui était ma tante préférée. J'ai des souvenirs de cordes à linge, de ruisseaux, ça sentait bon!... J'adorais me retrouver chez elle.

Aussi, j'aimais les Noël en famille. C'était extravagant, magique, grâce à mon père et à ma mère.

De fille à grand-mère : qu'avons-nous appris et qu'avons-nous transmis ?

4. Te rappelles-tu ta grand-mère maternelle ?

Elle s'appelait Louisée ! J'avais une belle complicité avec elle. C'était une femme moderne, orgueilleuse, très fière.

Elle était très bonne cuisinière !

À cette époque, les femmes de cet âge-là avaient beaucoup de peurs : peur du péché, entre autres !

Mais elle était aussi manipulatrice ! Elle savait se plaindre au bon moment !

5. Quelles étaient ses principales qualités, celles dont tu te souviens ?

Elle était organisée, fière et comme je le disais, très moderne pour son temps. Et elle avait un bon sens de l'humour.

6. Est-ce que ta mère et ta grand-mère s'entendaient bien ?

Je ne les ai pas beaucoup connues ensemble. Ma mère a été adoptée. Et ma grand-mère n'a pas eu d'autres enfants. Mais je sais qu'il y a eu une grosse déchirure ! Ma mère s'entendait mieux avec son père.

Je pense qu'il y a toujours des liens complexes entre une fille et sa mère, liens qui sont très différents entre petite-fille et grand-mère.

7. Quelles sont les deux plus grandes qualités dont tu te souviens de ta mère ?

En vieillissant et par le fait qu'elle est morte dans mes bras, j'ai eu la chance de régler bien des choses avec elle. Je n'avais plus d'attentes !

Tu vois, ma mère avait de grandes qualités. Elle était extrêmement brillante, moderne elle aussi et très ouverte. Imagine, à 65 ans, elle est retournée à l'université. Elle avait une débrouillardise et une curiosité hors du commun. Elle aimait beaucoup les petits bébés. Elle aimait moins les enfants plus vieux ! Elle était très marginale pour son époque. C'était une femme complexe ! Et elle avait un bon sens de l'humour !

8. Que dirais-tu que tu as appris de ces deux femmes importantes dans ta vie ?

Je te dirais qu'elles étaient déjà à l'époque assez féministes. Elles ne voulaient pas être dépendantes des hommes. Elles m'ont démontré ce qu'étaient le courage, la nécessité de se rebeller lorsqu'il le faut et surtout, l'importance de prendre ses responsabilités.

Ces deux femmes, ce n'étaient pas des victimes, loin de là ! Surtout pas ma mère !

Et je ne me suis jamais sentie jugée par ma mère ! Et pourtant, elle aurait pu ! Elle faisait des remarques humoristiques mais sans plus.

Je voyais dans ses yeux un feu, une énergie de me dire : « Vas-y, j'aurais voulu avoir cette possibilité. » Et j'ai appris à la respecter beaucoup !

9. On oublie parfois les éléments déclencheurs qui nous ont permis d'avancer malgré nos épreuves personnelles. Quels ont été ces éléments déclencheurs pour toi ?

Mes enfants !
Le fait d'avoir pris de la drogue et d'avoir été capable d'arrêter.
L'amour !
Bref, tout ce qui est relié à l'émotivité !

10. Tu as deux fils et une fille. As-tu l'impression d'avoir transmis la même chose à ta fille qu'à tes fils ?

Non ! C'est différent. On n'a pas les mêmes préoccupations envers les gars qu'envers les filles. Et ce que tu leur donnes n'est pas reçu de la même façon ! Et tu sais, c'est beaucoup plus confrontant avec une fille ! Cela vient te chercher toi, comme petite fille, et tu te sens coupable parce que tu fusionnes un peu avec ta fille. Et elle a de la difficulté à savoir qui elle est vraiment !

Je n'ai pas été la même mère que ma mère. Il y a des choses que j'ai mieux réussies et d'autres que j'ai moins bien faites !

Mais en vieillissant, c'est sûr qu'on réalise qu'on a plusieurs points de ressemblance avec sa propre mère et ce ne sont pas toujours seulement des points positifs !

Mais on apprend à faire la paix avec cela !

11. Que crois-tu que tes enfants retiennent de toi ?

Honnêtement, je pense que mes enfants reconnaissent mon courage, ma débrouillardise, ma joie de vivre, ma jeunesse malgré mes 63 ans et surtout ma liberté ! Ils ne me voient pas comme une vieille !

12. Si je te donnais la possibilité de recommencer avec ce que tu sais maintenant, y a-t-il autre chose que tu aimerais leur transmettre ?

Oui ! Et c'est ce que j'essaie avec mes petits-enfants. J'essaie de leur transmettre l'importance de l'économie. Pas d'être radin, mais de penser plus à investir pour l'avenir ! Avant, j'étais peut-être un peu nonchalante !

Maintenant, j'essaie de faire des bons achats avec mes petits-enfants.

Je veux aussi les sensibiliser à l'importance du temps qui passe, de la qualité de ce temps.

J'aimerais qu'ils aient une belle ouverture aux autres, à la différence.

Et je voudrais leur apporter une constance affective que je n'ai pu donner à mes enfants, mais que je voudrais donner à mes petits-enfants.

13. Qu'aimerais-tu que tes petits-enfants se rappellent de toi?

Que Mamie est une femme pleine de vie et de santé! Et aussi avec un grand sens de l'humour!

France: « Ma chère Johanne, à toi de nous divulguer certains éléments de ta vie de femme. »

Étant en couple, sans enfant, il m'est difficile de parler de mon rôle de mère ou de grand-mère. Mais je suis très sensible au fait que, de génération en génération, certaines caractéristiques, croyances ou peurs se transmettent. Et j'essaie le plus possible de discuter avec mes patientes de ces éléments qui peuvent teinter leur vie de façon positive ou négative.

En écrivant ce chapitre avec France, j'ai réalisé combien les femmes qui ont meublé ma vie de jeune fille m'ont influencée dans ma vie adulte.

Ma grand-mère maternelle avait un courage sans faille, un caractère peu facile, mais un cœur gros comme le monde. Elle n'avait peur de rien! Et elle adorait les enfants!

Ma mère a hérité de ce même courage, de ce même amour des enfants, du même cœur gros comme l'univers, mais avec un petit peu moins de hardiesse.

Ces deux femmes avaient un sens de l'humour et une capacité de rire dans toutes les occasions… y compris dans les salons funéraires.

Sont encore présentes dans ma mémoire des périodes de fous rires qui pouvaient durer plusieurs minutes, s'arrêter et reprendre plus tard! Malgré leurs horaires des plus chargés, elles prenaient du temps pour rire.

J'ai très certainement hérité de ce côté ricaneur qui me donne, je crois, une bonne énergie.

Ma mère et ma grand-mère m'ont aussi transmis leur amour du travail bien fait, leur volonté de ne jamais abandonner malgré les épreuves et la préoccupation du bien-être des gens qui m'entourent.

Je dirais qu'elles m'ont donné leur amour de la vie en tant que femme!

À défaut de tenter de transmettre ces valeurs à mes enfants, j'essaie de le faire auprès de mes étudiants et de mes résidents en médecine, de même qu'avec mes patientes qui se donnent la peine de venir me voir et qui me font confiance.

France et moi souhaitons vous transmettre à vous toutes l'envie de mordre dans la vie, et ce, le plus longtemps possible, et en santé!

Notes personnelles

Chapitre 11

Quel rapport avons-nous avec la vie ?
Quel rapport avons-nous avec la mort ?

Si l'homme construit les routes, la femme trace les chemins.
ANDRÉ LÉVY, *Les Femmes*

1. À 60 ans, quel genre de rapport avons-nous avec la vie ?

Je te dirais que je m'interdis de regarder en arrière. Ce qui est passé est passé et je ne peux rien y changer ! On a intérêt à regarder aujourd'hui !

Et à 60 ans, c'est comme si je me sentais dans les 10 années les plus importantes de ma vie. Avec de la chance, je vais pouvoir vivre en santé, avec plein de moyens, avec une sagesse, une paix, une énergie qui font que je peux vivre mes dix plus belles années.

C'est le rapport que je veux avec ma vie ! J'ai fait du nettoyage dans mes zones d'ombre, je suis plus confortable, j'ai moins de grosses angoisses, mes enfants font leur vie…

J'aimerais ça en profiter et faire circuler cette façon de vivre, de voir la vie.

Alors mon rapport avec la vie est gourmand, curieux, assoiffé et avec beaucoup de gratitude. Je ne tiens rien pour acquis maintenant !

Je suis sensible au fait que je suis chanceuse d'être en santé et non pas dans un lit d'hôpital, de ne pas vivre dans un pays en guerre…

Je veux goûter à ce que la vie m'envoie !

Dans ce sens, je suis moins patiente, moins tolérante à la bêtise humaine ! Mais cette intolérance est parfois difficile à accepter. Tu te juges et c'est difficile de voir ta propre intolérance.

Mais en même temps, il faut parfois oser dire les vraies choses en pleine face. Auparavant, j'accumulais beaucoup. Ou bien ça sortait tout croche, ou bien je m'étouffais avec !

Avec l'âge, on est plus conscients des autres.

Je privilégie beaucoup la qualité des gens avec qui je travaille !

2. Est-ce que ton réseau social a changé ?

Oui ! On fait du ménage à un moment donné. Je dirais que mon réseau social a changé depuis 15 ou 20 ans. Et c'est normal ! J'ai gardé quelques vieux amis, mais l'amitié, ça bouge ! Les gens changent et moi aussi !

Tu trouves que le temps passe vite et le temps que tu veux prendre avec tes amis doit être du temps de qualité.

Je tente de m'entourer de gens qui sont ouverts, qui ne jouent pas le rôle de victimes, qui sont francs. Ces sont des gens qui continuent à se poser des questions, qui ne tiennent pas les choses pour acquises.

J'aime les bons vivants, sans tabous, qui sont capables de rire d'eux-mêmes et qui ne portent pas de jugements gratuits.

3. Si je te parle de retraite, tu en penses quoi ?

Je ne sais pas trop, car je n'y pense pas du tout pour l'instant !

Je te dirais que j'ai trop d'énergie, je n'ai pas assez de calme intérieur pour cela.

J'ai encore besoin d'utiliser toute mon énergie pour faire des choses. Ce ne serait pas bon pour ma santé mentale actuellement de prendre une retraite. Le travail m'équilibre et je vais de mieux en mieux ! Je peux choisir mon travail, je ne suis plus dans le *il faut* ! Je suis capable d'accepter qu'on ne m'aime pas. Mais j'adore ce que je fais et je ne me vois pas faire autre chose actuellement !

Par contre, parfois je me dis que je ne veux pas passer à côté de mon rôle de mamie. J'aimerais avoir plus de temps pour être avec mes petits-enfants et voir mes enfants. Je veux essayer, dans les années à venir, d'avoir plus de discernement pour avoir un peu plus de temps avec eux. C'est dans mes priorités ! Je travaille pour mieux organiser mes horaires dans ce sens.

S'il y avait retraite, elle serait progressive !

4. France, si tu me parlais de ton rapport avec la mort !

Si nous ne sommes pas capables de voir la mort et d'accepter sa réalité, nous avons un grave problème. Certains nous quittent, d'autres nous survivent. On n'a pas de contrôle sur la mort ni sur la vie. Cependant, on a le pouvoir de faire de notre vie la plus belle possible et de faire de notre mort quelque chose qui ne soit pas absolument triste !

La mort peut être vue de toutes sortes de façons. C'est certain que si on pouvait, on aimerait mieux vivre à jamais. Mais le corps ne peut suivre !

Je peux m'accrocher au fait qu'il y a une vie après la mort, qu'il y a quelque chose d'éternel, mais malgré cela, il y a une fin !

Il y a une certaine forme d'angoisse de la mort, pas de la confronter, mais plutôt de ne pas avoir de pouvoir là-dessus, de ne pas la contrôler. Le fait que ce n'est pas moi qui décide quand je vais mourir, c'est cela que je trouve angoissant !

Accepter de mourir, ce n'est pas facile. Cela n'arrive pas nécessairement au moment où tu le voudrais! Je n'ai pas peur de l'après mais plutôt du passage de la vie à la mort.

J'ai vu des gens mourir. Des jeunes et des moins jeunes.

Je te dirais que ma mère m'a donné un bel exemple! Je pense qu'elle était prête, qu'elle voulait s'en aller et c'est peut-être le plus beau cadeau qu'elle nous a laissé. Et cela me rassure!

J'espère que tranquillement, je vais être capable de bien mourir… parce que c'est inévitable!

Tu sais, cela ne fait pas si longtemps que j'ai pris mes dispositions funéraires. Avant, je ne voulais rien savoir de cela! Mais à un moment donné je me suis dit: j'ai des enfants, des responsabilités… Il faut le faire… Et ça ne fait pas mourir plus vite!

Tu sais, je me verrais très bien faire éventuellement du bénévolat auprès des gens en soins palliatifs. Depuis l'expérience de ma mère, j'ai un meilleur rapport avec la mort et je pense que je serais capable de bien faire ce genre d'accompagnement.

Je crois qu'il faut être en paix avec soi pour faire ce genre de choses et je sens que je le suis de plus en plus.

J'ai toujours eu une forme de croyance, probablement parce que je réalise que nous sommes pas mal petits par rapport à tout ce qui se passe!

Je pense qu'il y a quelque chose qui est éternel mais je ne sais pas comment le nommer!

Mais à 60 ans, c'est un bel âge pour nettoyer ce qu'il faut nettoyer!

J'ai lu un livre qui m'a beaucoup aidée à apprivoiser et la vie, et la mort, un très beau livre de chevet: *Le livre tibétain de la vie à la mort* de Sogyal Rinpoché.

Ce livre, je le relis souvent. C'est l'un des plus beaux cadeaux que l'on peut offrir à quelqu'un!

J'ai une belle sérénité parce que j'ai accepté d'être ce que je suis.

Voilà, notre beau voyage ensemble s'arrête ici!

À vous toutes qui avez traversé ces pages avec nous, nous vous souhaitons une belle soixantaine, en santé physique, mentale et spirituelle!

Notes personnelles

Lexique[81]

Angine : Pathologie cardiaque résultant d'un manque d'apport d'oxygène au myocarde, le plus souvent secondaire à une diminution du débit sanguin dans une artère coronaire.

Caillot : Petite masse de sang coagulé.

Cathétérisme : Introduction d'un cathéter (d'une sonde) dans un conduit ou une cavité naturelle (urètre, vessie, œsophage, etc.) dans un but diagnostique ou thérapeutique.

Cholestérol : Substance grasse (stérol) qui se trouve dans la plupart des tissus et liquides de l'organisme (cerveau, plasma sanguin, bile), provenant des aliments et synthétisée par l'organisme (foie, corticosurrénale).

Circulation périphérique : Circulation du sang vers les extrémités (mains, pieds).

Coronarographie : Technique d'imagerie médicale utilisée en cardiologie pour visualiser les artères coronaires.

Faux positif : Résultat erroné d'un examen médical.

HDL : *High density lipoprotein* (lipoprotéines de haute densité), c'est-à-dire le bon cholestérol.

Hormones : Substance chimique élaborée par un groupe de cellules ou un organe, et qui exerce une action spécifique sur un autre tissu ou un autre organe.

HTA : Hypertension artérielle. Tension artérielle : pression du sang sur les parois artérielles et veineuses.

Hyperlipidémie (ou hyperlipémie) : Taux de cholestérol élevé. Excès de lipides dans le sang.

Hyperplasie (de l'endomètre) : Augmentation de nombre de cellules dans un organe ou dans un tissu (l'endomètre dans ce cas), accompagnée d'un épaississement de l'endomètre.

Hypertension : Pression (tension) artérielle supérieure à la normale ; augmentation de la tension.

Hypoestrogénisme : Taux d'œstrogènes dans l'organisme inférieur à la normale.

Hypogonadisme : Défaut (congénital ou acquis) de l'appareil reproducteur résultant en une perte de fonction des gonades (ovaires ou testicules).

Infarctus : Nécrose plus ou moins étendue d'un tissu ou d'un organe par oblitération de l'artère qui assure son irrigation. Infarctus du myocarde : lésion du cœur provoquée par un spasme prolongé ou une thrombose (formation d'un caillot) des artères coronaires.

Ischémie : Souffrance locale, arrêt ou insuffisance de la circulation du sang dans un tissu ou un organe.

Kegel : Exercice nommé d'après le Dr Arnold Kegel, destiné à renforcer le muscle pubococcygien. Ces exercices consistent en des contractions et décontractions alternées des muscles qui forment le plancher pelvien (pour cette raison, parfois appelés les « muscles de Kegel »).

LDL : *Low density lipoprotein* (lipoprotéines de faible densité), c'est-à-dire le mauvais cholestérol.

Ménopause : Cessation de l'activité ovarienne chez la femme, naturellement accompagnée de l'arrêt définitif de l'ovulation et des règles.

Œstrogènes : Groupe des hormones extraites du follicule ovarien. Les hormones œstrogènes les plus importantes sont la folliculine (œstrone) et l'œstradiol (estradiol).

Paresthésies : Trouble de la sensibilité se traduisant par la perception de sensations anormales (fourmillements, picotements, brûlures).

Lexique

Périménopause: Phase comprenant la période d'irrégularité des cycles menstruels précédant la ménopause, et l'année qui suit l'arrêt apparent des règles.

Plancher pelvien (périnée): Plancher du bassin, qui s'étend entre l'anus et les parties génitales. (*Le Petit Robert*) Deux muscles pairs, l'élévateur de l'anus et le coccygien, constituent le plancher pelvien, aussi appelé diaphragme pelvien, en forme d'entonnoir ou de hamac, qui est attaché aux os du bassin. (Marieb, Elaine N. *Anatomie et physionomie humaines*, Montréal, ERPI, 1999.)

Post-ménopause: Période de la vie féminine s'écoulant après la ménopause.

Progestérone: Hormone sécrétée par le corps jaune (après l'ovulation et pendant la grossesse), ainsi que par le placenta. La progestérone prépare la muqueuse utérine à l'implantation de l'œuf et assure le maintien de la grossesse.

Prolapsus: Glissement vers le bas, descente (d'un organe ou d'une partie d'un organe). Prolapsus vésical: descente de la vessie.

Tonus: État de légère tension des muscles au repos, résultant d'une stimulation continue réflexe de leurs nerfs moteurs.

Triglycérides: Les triglycérides (également appelés triacylglycérols ou triacylglycérides) sont des glycérides dans lesquels les trois groupements hydroxyles du glycérol sont estérifiés (transformés en ester) par des acides gras. Ils sont le constituant principal de l'huile végétale et des graisses animales.

Références bibliographiques

1. Munch, S. et S. Shapiro. « The Silent Thief : Osteoporosis and Women's Health Care Across the Life Span », *Health and Social Work*, vol. 31, no 1, février 2006, pages 44-53.
2. Basson R., S. Belisle, J. Blake *et al.* « Conférence canadienne de consensus sur la ménopause, mise à jour 2006 », *Journal d'obstétrique et gynécologie du Canada*, no 171 (édition spéciale), vol. 28, no 2, février 2006, S7-S110.
3. Lambert-Lagacé, Louise. *Ménopause, nutrition et santé*, Montréal, Éditions de l'homme, 2004, 206 pages.
4. Larose, Karine. *Le guide Vivre plus. Être en forme pour vivre longtemps et en santé*, Montréal, Éditions La Semaine – Charron Éditeur inc., 2007, 380 pages.
5. Lambert, Nathalie. *Le plaisir de bouger*, Montréal, Éditions de l'homme, 2006, 279 pages.
6. Northrup, Christiane, MD. *La sagesse de la ménopause*, Varennes, Éditions AdA inc., 2003, 849 pages.
7. Gilmour, H. « Les Canadiens physiquement actifs », Statistique Canada : *Rapport sur la santé*, vol. 18, no 3, août 2007, pages 49-70.
8. Drapier-Faure. Évelyne. *La ménopause*, Issy-les-Moulineaux, Masson, 1999, pages 22-25.
9. Naccache, Jean-Pierre, MD. *La ménopause*, Paris, Éditions de Vecchi, 2005, 176 pages.
10. Bélanger, Huguette et Louise Charbonneau. *La santé des femmes*, Saint-Hyacinthe, Edisem Inc., 1994, 1142 pages.
11. Cheung, A., R. Fry, S.L. Grace, et D.E. Stewart. *Maladies cardiovasculaires. Rapport de surveillance de la santé des femmes*, Santé Canada, 2002.
12. The ESHRE Capri Workshop Group. « Hormones and Cardiovascular Health in Women », *Human Reproduction Update*, vol.12, no 5, 2006, pages 483-497.
13. Funk, M., H.M. Krumholz, K.A. Milner, S. Richards, V. Vaccarino et R.M. Wilmes. « Gender Differences in Symptom Presentation Associated with Coronary Heart Disease », *The American Journal of Cardiology*, vol. 84, 1999, pages 396-399.
14. Ducharme, A. *Les maladies cardiovasculaires chez la femme*, conférence donnée à l'Institut de cardiologie de Montréal, avril 2004.

15. Méthot, J. *MCAS chez la femme*, conférence donnée dans le cadre d'un programme sur le continuum de la maladie cardiovasculaire, Institut de cardiologie et de pneumologie de l'hôpital Laval, avril 2005.

16. Barnabei, V.M., J.M. Neuner et R. Wang-Cheng. *Menopause – Women's Health Series Editor*, American College of Physicians, 2007, 212 pages.

17. Assalian, P., J. Corcos et C. Tannenbaum. « The Relationship Between Sexual Activity and Urinary Incontinence in Older Women », *Journal of the American Geriatrics Society*, no 54, 2006, pages 1220-1224.

18. Hendrix, Susan. *Ménopause*. Série « Vivre en santé », Montréal, Éditions Sciences et culture inc., 2006, 162 pages

19. Pongis-Khandjian, Marie-Ange. *La sexualité au mitan de la vie*, Montréal, CDÉAF Éditeur, coll. Une véritable amie : santé globale et ménopause, vol. XXIII, no 6, janvier-février 2007, pages 1-4.

20. Canadian Coalition for Seniors Mental Health. « The Assessment and Treatment of Depression », *National Guidelines for Seniors Mental Health*, 2006, pages 1-60.

21. Massoud, F. « La dépression chez les aînés », *Le Clinicien*, mai 2007, pages 73-78.

22. Elking, A. *Gérer son stress pour les nuls*, Malakoff, Sybex, 2000, 322 pages.

23. Statistique Canada. *Enquête sur la santé dans les collectivités canadiennes, 2003. Un portrait des aînés au Canada*, no 89-519 au catalogue.

24. Société canadienne du cancer, Institut national du cancer, Statistique Canada. *Statistiques canadiennes sur le cancer*, 2006, 122 pages.

25. Appel, L.J., E.J. Benjamin, L. Mosca, *et al.* « Evidence-Based Guidelines for Cardiovascular Disease Prevention in Women », *Circulation*, février 2004, 109 ; 672-693.

26. Jolly, E., B. Quinlan et H. Tulloch. *Les femmes et l'abandon du tabac*, Centre de prévention et de réadaptation Minto, Institut de cardiologie de l'Université d'Ottawa, vol. 1, no 5, juillet 2007.

27. Bray, G.A., F.X. Pi-Sunyer, J.S. Stern, P. Poirier, R.H. Eckel, T.D. Giles et Y Hong. « Obesity and Cardiovascular Disease : Pathophysiology, Evaluation, and Effect of Weight Loss : An Update of the 1997 American Heart Association Scientific Statement on Obesity and Heart Disease from the Obesity Committee of the Council on Nutrition, Physical Activity, and Metabolism », *Circulation*, vol. 113, 2006, pages 898-918.

28. Rabkin, S.W. « Obesity : Is It a CV Problem ? », *The Canadian Journal of CME*, juin 2007, pages 58-60.

29. Tjepkema, M. « Obésité chez les adultes », *Rapport sur la santé*, vol. 17, no 3, août 2006, pages 9-26.

30. Groupe de travail provincial sur la problématique du poids (GTPPP). *Les problèmes reliés au poids au Québec : un appel à la mobilisation*, ASPQ, 2005.

Références bibliographiques

31. Prud'homme, D. « L'activité physique vs la diète : Qui remporte la guerre aux kilos ? », *Le Clinicien*, juillet 2005, pages 65-68.

32. Drouin, D. « Mesurer le poids en centimètres, un nouveau paradigme », *Le Clinicien*, février 2006, pages 71-77.

33. Bennett, M. et K. Gin. « Hypertension : What's New in 2007 », *The Canadian Journal of CME*, juin 2007, pages 53-56.

34. Vaillancourt, Lucie. *Le dépistage du cancer du sein, où en sommes-nous ?*, conférence donnée dans le cadre d'une formation sur le PQDCS, octobre 2003.

35. Jobin, G. « Le dépistage du cancer du côlon : une importance vitale », *Le Clinicien*, août 2007, pages 59-63.

36. Figure 1 : Perte osseuse avec l'âge. *Obstetric gynecology 1988* ; 72(suppl5) : 12s-17s.

37. Brown, J.P., Fortier, M. *et al.* « Conférence canadienne de consensus sur l'ostéoporose, mise à jour 2006 », *Journal d'obstétrique et gynécologie du Canada*, no 172 (édition spéciale), vol. 28, no 2, février 2006, S111-S132.

38. Kvern, B. « Osteoporosis : Care Gaps and Beyond », *The Canadian Journal of Diagnosis*, février 2006, pages 84-88.

39. Rosenthal, Ann K. « Osteoarthritis in Menopause », *Menopause Management*, vol. 16, no 4, juillet-août 2007.

40. Béliveau, R. et D. Gingras. *Les aliments contre le cancer*, Montréal, Éditions du Trécarré, 2005, 213 pages.

41. Gravel, Karine. *Pois, lentilles, haricots : les légumineuses et votre santé cardiovasculaire*, Chaire Lucie et André Chagnon pour l'enseignement d'une approche intégrée en prévention, Université Laval, Hôpital St-François d'Assise (CHUQ), 2007, 46 pages.

42. Brouillard, Gaétan A., MD. « Les oméga 3 – OH ! méga indispensables ! », *Le Clinicien*, vol. 22, no 3, mars 2007, pages 77-80.

43. Lucas, Michel. *ALA vs EPA et DHA : comment s'y retrouver ?*, Chaire Lucie et André Chagnon pour une approche intégrée en prévention, Université Laval, Hôpital St-François d'Assise (CHUQ), 2007.

44. Dubé, Catherine. « Les promesses des oméga 3 », *Québec Science*, avril 2007, pages 18-24.

45. Dewailly, Éric, MD. *De l'alimentation des Inuits au saumon d'élevage : balance des risques et bénéfices*, conférence donnée lors de la journée de formation : Le point sur les oméga 3, Université de Montréal, 11 octobre 2006.

46. Lucas, Michel. *Oméga 3, un important modulateur nutritionnel de la santé ou une mode ?*, conférence donnée lors de la journée de formation : Le point sur les oméga 3, Université de Montréal, 11 octobre 2006.

47. Daoust, Louise, MD. *Les oméga 3 : la nouvelle rage*, conférence donnée lors des Journées de médecine de l'Université de Montréal, novembre 2006.

48. Adapté de : *Acti-Menu. Êtes-vous en forme ?* Document adapté d'une émission télévisée créée par Acti-Menu avec des collaborateurs. Reproduction autorisée.

49. Bredin S.S.D., C.W. Nico et D.E.R. Warburton. « Health Benefits of Physical Activity : The Evidence », *CMAJ*, vol. 174, no 6, 14 mars 2006, pages 801-809.

50. Duclos, M. « Sport, hormones et vieillissement », *Science & Sports*, no 21, 2006, pages 194-198.

51. Anderson, D., V. Kain et K. Mizzari. « The Effects of a Multinodal Intervention Trial to Promote Lifestyle Factors Associated With the Prevention of Cardiovascular Disease in Menopausal and Postmenopausal Australian Women », *Health Care for Women International*, no 27, 2006, pages 238-253.

52. Thibault G., A. Tremblay et al. *L'activité physique et le poids corporel*, Avis du comité scientifique de Kino-Québec, 2006.

53. Schuit, A.J. « Exercice, composition corporelle et vieillissement » *Science & Sports*, no 21, 2006, pages 209-213.

54. Berry, E.M., A. Brzezinski et G. Dubnov. « Weight Control and the Management of Obesity After Menopause : The Role of Physical Activity », *Maturitas*, no 44, 2003, pages 89-101.

55. Andrews, P., O.L. Dessieux, E.M. Krumm et D.L. Thompson. « The Relationship Between Daily Steps and Body Composition in Postmenopausal Women », *Journal of Women's Health*, vol. 15, no 2, 2006.

56. A.F. Kramer, D.L. Korol, E. McAuley, K.L. Erickson, P.E. Scalf, S. Elavsky, et S.J. Colcombe. « Interactive Effects of Fitness and Hormone Treatment on Brain Health in Postmenopausal Women », *Neurobiology of Aging*, no 28, 2007, pages 179-185.

57. Blais, S.N., C. Castaneda-Sceppa, P.W. Duncan, J.O. Judge, A.C. King, C.A. Macera, Nelson, M.E et W.J. Rejeski. « Physical Activity and Public Health in Older Adults : Recommandation from the American College of Sports Medicine and the American Heart Association », *Medicine & Science in Sports & Exercise*, 2007, pages 1435-1445.

58. A.N. Church Jordan, Blair, S.N., C. Tudor-Locke, G.M. Jurca et T.S. Church. « Pedometer Indices for Weekly Physical Activity Recommendations in Postmenopausal Women », *Medicine & Science in Sports & Exercise*, 2005, pages 1627-1632.

59. Gaudet-Savard, T. et Paul Poirier. « Le podomètre : un nouvel outil pour simplifier votre prescription d'exercice », *MedActuel FMC*, 2004.

60. Béliveau, Robert et Jacques Lafleur. *Les quatre clés de l'équilibre personnel*, Montréal, Éditions Logiques, 1994.

61. Burger, H.G. « WHI Risks : Any Relevance to Menopause Management ? », *Maturitas*, no 57, 2007, pages 6-10.

62. A. Dragomir, Guay, M.P., D. Pilon, S. Perreault et Y. Moride. « Changes in Pattern of Use, Clinica Characteristic and Persistence Rate of Hormone Replacement Therapy Among Postmenopausal Women After the WHI Publication », *Pharmacoepidemiology and Drug Safety*, 2006.

63. Dull, P. « Hormone Replacement Therapy », *Primary Care: Clinics in Office Practice*, no 33, 2006, pages 953-963.

64. NAMS Position statement. « Estrogen and Progestogen Use in Peri-and Postmenopausal Women: March 2007 », *Menopause*, vol. 14, no 2, 2007.

65. Haney, E., H.D. Nelson, K.K. Vesco *et al.* « Nonhormonal Therapies for Menopausal Hot Flashes: Systematic Review and Meta-analysis », *Journal of the American Medical Association*, 2006, vol. 295, no 17, pages 2057-2071.

66. Burini, R.C., C.E. Fernandes, N. Maesta, E.A.P. Nahas, J. Nahas-Neto, F.L. Orsatti et P. Traiman. « Effects of Soy Protein and Resistance Exercise on Body Composition and Blood Lipids in Postmenopausal Women », *Maturitas*, no 56, 2007, pages 350-358.

67. Ernst, E. et A. Huntley. « A Systematic Review of the Safety of Black Cohosh », *Menopause*, 2003, vol. 10, no 1, pages 58-64.

68. Ettinger, B., J.D. Hirata, R. Small, L.M. Swiersz et B. Zell. « Does Dong Quai Have Estrogenic Effects in Postmenopausal Women? A Double-Blind, Placebo-Controlled Trial », *Fertil Steril*, 1997, vol. 68, no 6, pages 981-986.

69. Chenoy, R., S. Hussain, P.M. O'Brien, P.F. Morse, M.Y. Moss, et Y. Tayob. « Effect of Oral Gamolenic Acid from Evening Primrose Oil on Menopausal Flushing », *BMJ*, 1994, vol. 308, no 6927, pages 501-503.

70. Budeiri, D., J.C. Dornan et A. Li Wan Po. « Is Evening Primrose Oil Value in the Treatment of Premenstrual Syndrome? », *Controlled Clinical Trials*, 1996, vol. 17, no 1, pages 60-68.

71. Barton, D.L., Loprinzi, C.L., Quella, S.K. et *al.* « Prospective Evaluation of Vitamine E for Hot Flashes in Breast Cancer Survivors », *Journal of Clinical Oncology*, 1998, vol. 16, no2, pages 495-500.

72. Clement, K., C.R. Covertson, K. Dearing et M.J. Johnson. « St-John's Worth and the Treatment of Mild to Moderate Depression: A Systematic Review », *Holistic Nursing Practice*, 2006, vol. 20, no 4, pages 197-203.

73. C. Clark, A.D. Domar, C., R. Friedman, J.H. Irvin et Zuttermeister, P.C. . « The Effects of Relaxation Response Training on Menopausal Symptoms », *Journal of Psychosomatic Obstetrics and Gynecology*, 1996, vol. 17, no 4, pages 202-207.

74. Barton, D.L., J.N. Mandrekar, A. Vincent, *et al.* « Acupuncture For Hot Flashes: A Randomized Sham-Controlled Clinical Study », *Menopause*, 2007, vol. 14, no 1, pages 45-52.

75. Einsenberg, David, Edzard Ernst, Max H. Pittler, Clare Stevinson et Adrian White. *Médecines alternatives: le guide critique*, Issy-les-Moulineaux, Elsevier, 2005, 504 pages.

76. Goulet, F., Jacques, A., Labelle, M., Letellier, M., Thivierge, C. et R.L. Thivierge. *L'examen médical périodique de l'adulte*, Agence de développement des réseaux locaux de services de santé et de services sociaux de Montréal, 2006, 35 pages.

77. Site : www.passeportsante.net

78. Site : www.inaf.ulaval.ca

79. Site : www.naturalstandard.com

80. Site : www.femmesensante.ca

81. Définitions basées sur celles du *Petit Robert*

Table des matières

Remerciements — p. 5

Mot de Johanne — p. 7

Mot de France — p. 9

Chapitre 1
Être une femme dans la soixantaine en 2007 : horreur ou enchantement ? À vous de choisir ! — p. 11

Chapitre 2
Oui, notre corps change… encore ! — p. 17

Chapitre 3
Votre tête change aussi à la soixantaine ! — p. 43

Chapitre 4
Problèmes importants à prévenir dans la soixantaine — p. 53

Chapitre 5
Ostéoporose et ostéoarthrite — p. 69

Chapitre 6
Un trio parfait pour prévenir les problèmes de santé — p. 83

Chapitre 7
L'hormonothérapie de remplacement (HTR) à 60 ans — p. 125

Chapitre 8
Approches alternatives pour le traitement des symptômes de la ménopause — p. 135

Chapitre 9
Avoir un médecin de famille, est-ce utile ? **p. 151**

Chapitre 10
De fille à grand-mère :
qu'avons-nous appris et qu'avons-nous transmis ? **p. 159**

Chapitre 11
Quel rapport avons-nous avec la vie ?
Quel rapport avons-nous avec la mort ? **p. 165**

Lexique **p. 169**

Références bibliographiques **p. 173**

Notes personnelles

Notes personnelles

Notes personnelles

Notes personnelles

Notes personnelles

Notes personnelles

Notes personnelles

Notes personnelles

Notes personnelles

Notes personnelles

Notes personnelles

La production du titre *Être femme à 60 ans* sur 6 116 lb de papier Rolland Enviro100 Édition plutôt que sur du papier vierge aide l'environnement des façons suivantes :

    Arbres sauvés : 52
    Évite la production de déchets solides de 1 498 kg
    Réduit la quantité d'eau utilisée de 141 744 L
    Réduit les matières en suspension dans l'eau de 9,5 kg
    Réduit les émissions atmosphériques de 3 290 kg
    Réduit la consommation de gaz naturel de 214 m^3

   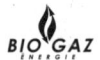